Dr. med. Gertrud Grimm

Behandlung Rheumatischer Erkrankungen und Anregung der Selbstheilungskräfte

– Mittels Arzneien, Methoden und Anwendungen –

Dr. med. Gertrud Grimm

Behandlung Rheumatischer Erkrankungen und Anregung der Selbstheilungskräfte

– Mittels Arzneien, Methoden und Anwendungen –

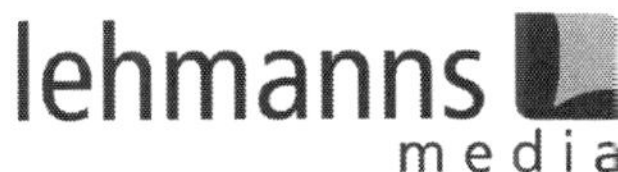

Bibliografische Information der Deutschen Nationalbibliothek
Die Deutsche Nationalbibliothek verzeichnet diese Publikation in der Deutschen Nationalbibliografie; detaillierte bibliografische Angaben sind im Internet unter `http://www.dnb.de` abrufbar.

Wichtiger Hinweis

Die Vorschläge, was die Dauer der Einnahme der Arzneien betrifft, sind nicht verbindlich, diese können und sollen variiert werden, falls im Heilungsverlauf unerwartet Probleme auftauchen oder der Patient das eine oder andere Präparat nicht verträgt, bzw. die Erstverschlimmerung anders als erwartet verläuft.

Helmholtzstr. 2-9
10587 Berlin
Umschlaggestaltung: Jasmin Plawicki
Foto: Left hand of a child with rheumatoid arthritis. St Bartholomew's Hospital Archives & Museum, Wellcome Images. Copyrighted work available under Creative Commons Attribution only licence CC BY 4.0 `http://creativecommons.org/licenses/by/4.0/`
Satz & Layout: LaTeX(Zapf Palatino) Volker Thurner, Berlin
Druck und Bindung: Totem • Inowrocław • Polen
ISBN 978-3-96543-220-8 www.lehmanns.de

Inhaltsverzeichnis

Wichtiger Hinweis:

Alle Ratschläge, Rezepturen und Anwendungen im vorliegenden Buch wurden von mir über Jahrzehnte mit bestem Erfolg erprobt. Dieses Buch richtet sich sowohl an Laien als auch an Therapeuten. Laien sollten ohne Beratung eines erfahrenen Behandlers keine Applikationen vornehmen. Weder Autor noch Verlag haften für irgendwelche Schäden.

Dr. Gertrud Grimm

1 Vorwort

In diesem Buch werden Wege aufgezeigt, wie man Entzündungen, Schmerzen, Funktionsstörungen, Verschleiß, Fieber und andere rheumatische Beschwerden ohne unterdrückende Maßnahmen erfolgreich bekämpfen kann. Selbstheilungskräfte, über die nirgends gesprochen wird, sollen zum Einsatz gebracht und gestärkt werden.

Nebenwirkungsfreie Therapien aus der Naturheilkunde wie z. B. Herstellung des Säure-Base-Gleichgewichts, das Fasten und die Giftausleitung bzw. Entsäuerung durch die Aschner Ab- und Ausleitungsverfahren, sowie die Behandlung mit Wickeln, ätherischen Ölen, und auch die Bachblüten-Therapie werden besprochen. Die Neuraltherapie nach Hunecke ist bei der Schmerzbekämpfung oftmals von großer Bedeutung.

Die Einzelhomöopathika, welche bei sorgfältiger Auswahl niemals unterdrückend wirken, kommen zum Einsatz und es wird immer wieder auf die Selbstheilungskräfte hingewiesen, welche durch die homöopathische Behandlung angeregt werden. Ohne Selbstheilungskräfte gibt es keine Hilfe. Wenn alle Behandlungsversuche scheitern, dann wird die homöopathische Behandlung dennoch weiter helfen, denn die Selbstheilungskräfte werden durch sie bis zur letzten Stunde stimuliert.

2 Selbstheilung

Die Selbstheilungskräfte sind für die Gesundung des Menschen verantwortlich. Man kann diese von der Kindheit bis zum Alter trainieren.

Man leidet z. B. an einer Grippe mit Fieber, Gliederschmerzen und Kopfschmerzen. Mein Rat lautet: keine Arznei zur Anwendung bringen, 3 Tage Bettruhe und Fasten sind angezeigt. Dann geht es dem Patienten normalerweise wieder viel besser, sodass er langsam seine gewohnte Tätigkeit wieder aufnehmen kann. Bitte senken Sie das Fieber auf keinen Fall, weder mit Aspirin noch mit homöopathischen Komplexmitteln, auch nicht mit Belladonna. Lassen Sie das Fieber zu. Normalerweise springen die Selbstheilungskräfte ein. Sollte dies nicht der Fall sein und es geht dem Patienten zunehmend schlechter, der Husten geht in eine Bronchitis über, die Allgemeinbeschwerden nehmen zu, dann soll der Patient das passende homöopathische Mittel bekommen, denn auch dies macht nichts anderes als die Selbstheilungskräfte anstoßen, der Heilungsprozess wird angekurbelt. Wasseranwendungen, wie in diesem Fall Wadenwickel, sind hilfreich, sofern die Füße warm sind.

Im ganzen Leben ist die Selbstheilung enorm wichtig, ohne Selbstheilung läuft nichts. Jede Operation, jede akute Erkankung und erst recht jede chronische Erkrankung benötigt die Selbstheilungskräfte.

Trainieren Sie Ihre Selbstheilungskräfte, d. h. unterdrücken Sie bitte keinerlei Symptome wie einen Hautausschlag, Durchfall, Schwitzen, Fieber usw.

Impfen Sie nicht unnötig. Die Kinderkrankheiten wie Röteln, Mumps, Masern, Scharlach usw. sind akute Krankheiten und das Abwehrsystem wird trainiert. Jede akute Erkrankung wie die Virus-Grippe und das Pfeiffer'sche Drüsenfieber sollen homöopathisch geheilt werden, da die Homöopathie nichts macht als die Selbstheilungskräfte anregen.

Auf diese Weise werden die Symptome nicht unterdrückt, sondern geheilt und der Patient bekommt Abwehr. Abwehr gegen chronische Krankheiten wie z. B. Rheuma, Autoimmunerkrankungen, Allergien und nicht zuletzt Krebs. Das Abwehrsystem muss schon von Kindheit an geschult werden, damit es die chronischen, schweren Krankheiten im Erwachsenenalter nicht zulässt.

Wenn das Immunsystem sich nicht mit akuten Krankheiten, ausgelöst von Viren bzw. Bakterien, auseinandersetzen darf, dann kann es später auch nicht in der Lage sein, körperfremde Substanzen von körpereigenen Strukturen zu unterscheiden und es entsteht eine Autoimmunerkrankung, das heißt, das Immunsystem richtet sich gegen seine eigenen Organe und zerstört diese. Die Zahl der Autoimmunerkrankungen steigt jährlich an. Genauso verhält es sich mit den Allergien und dem Krebs. Die Anzahl chronischer Erkrankungen steigt steil an.

Damit die Selbstheilung gut funktioniert, müssen Sie darauf achten, dass Sie sich gesund ernähren (siehe Seite 25). Im Frühjahr und Herbst, wenn sich der Stoffwechsel umstellt, empfiehlt sich eine 1-wöchige Fastenkur (siehe Seite 21). Außerdem sollten Sie genügend Schlaf haben, ebenso genügend frische Luft.

Sport an der frischen Luft, nicht unbedingt Leistungssport, sondern Ausdauersport wie Wandern, Skilanglauf und Schwimmen in offenen Seen ist empfehlenswert.

Ihr Gebiss sollte saniert sein, tote Zähne bzw. Wurzelfüllungen stören und sollen entfernt werden.

Und nicht zuletzt sollte eine positive Lebenseinstellung bei allen Problemen helfen. Negative Gemütsstimmungen stören und sollten mit einer Bachblüten-Therapie wieder in Ordnung gebracht werden. Bachblüten sind in der Lage, Krankheiten zu verhindern. Bachblüten stärken das Immunsystem, die Selbstheilung kommt zum Einsatz.

Jegliche Unterdrückung von Symptomen schwächt das Immunsystem. Die Selbstheilungskräfte können nicht mehr zum Einsatz kommen. Und damit leite ich zum nächsten Kapitel über.

3 Die verschiedenen Formen der Unterdrückung

Jede Art von Unterdrückung oder Verdrängung schwächt die Lebenskraft enorm. Versuchen Sie niemals einen Hautausschlag durch Salben (Antibiotika, Cortison etc.) zu „heilen“. Es meldet sich eine tieferliegende Schwäche und es kommt nicht selten zum Asthma oder ein anderer Schwachpunkt wird angestoßen. Ausscheidungen dürfen niemals gestoppt werden. Schweißausbrüche und z. B. Durchfälle sind zunächst heilend. Wenn diese durch eine chemische Arznei gestoppt werden, meldet sich bei einer schlechten Immunlage eine tief sitzende Schwäche, oftmals Schwindel oder Gelenkbeschwerden – und dies ist kein guter Tausch:

Die Unterdrückung mit Chemie (Antibiotika, Cortison etc.) ist die häufigste Art der Unterdrückung. Aber auch die naturheilkundliche Behandlung ist oftmals eine Unterdrückung. Ich erinnere mich an eine Patientin (84 Jahre), welche seit ihrem 28. Lebensjahr an einer chronisch rezidivierenden Cystitis litt, sie trank monatelang vor dem Besuch bei mir verschiedene Blasen-Nieren-Tees, nahm Canephron-S Solidago, Trockenextrakt aus Goldrutenkraut, Angocin Anti-Infekt N mit dem Inhalt Kapuzinerkraut und Meerrettichwurzel, Cystinol akut, Bärentraubenblätter und nephro loges, ein Präparat aus Schachtelhalmkraut, Goldrutenkraut, Haubechelwurzel und Petersilienwurzel, jedoch blieb der langfristige Erfolg aus.

Es ist schwer zu glauben, dass homöopathische Einzelmittel, wenn diese nicht sorgfältig ausgewählt werden, wenn sie nur die Gemütssymptome oder nur die körperlichen Merkmale berücksichtigen, auch eine Unterdrückung darstellen. Sie können nie bei Fieber immer Belladonna oder bei einem Trauma stets Arnica geben. Die Symptome werden vielleicht beseitigt, aber es meldet sich oft eine tiefer liegende

Schwäche. Die Berücksichtigung der Gemütssymptome sowie körperliche Merkmale führen zum richtigen homöopathischen Mittel, und dieses heilt den Fall.

Bei unerträglichen Schmerzen geben Sie bitte möglichst keine chemischen Mittel, es bieten sich einige schmerzstillende Substanzen ohne Nebenwirkungen an, z. B. Serpalgin von der Firma Horvi. Diese Firma hat noch ein weiteres Präparat gegen Schmerzen schon Jahrzehnte in ihrem Katalog, es ist Bufomarin mite und forte. Beide Arzneien sind Enzyme, Bufomarin mite/forte ist aus Bufo marinus hergestellt, Serpalgin ist ein Enzym-Wirkkomplex aus dem Tiergift der Schlangen Vipera ammodytes, Lachesis muta und Naja tripudians.

Wenn Sie bei banalen Infekten mit Fieber, Halsweh, Kopfschmerzen oder auch bei Hautausschlägen chemische Arzneien geben, welche das Symptom schnellstens beseitigen, dann ist keine Heilung in Gang gekommen, die Symptome wurden lediglich unterdrückt, denn die *Hering-Regel* (Constantin Hering, USA, lebte von 1800 bis 1880) besagt, dass eine Heilung von oben nach unten, von innen nach außen, von wichtigeren zu weniger wichtigen Organen hin und in umgekehrter Reihenfolge ihres Auftretens stattfindet. Und nach Dr. Prafull Vijayakar von einem zerstörerischen Miasma hin zu einem weniger zerstörerischem, also von der Syphilis zur Sykose und weiter zur Psora verläuft.

Wenn diese Heilungsrichtung nicht stattfindet, weil fiebersenkende Arzneien, Antibiotika, Cortison etc. gegeben wurden, dann sprechen wir von Unterdrückung. Neurodermitis wird fast immer mit Kortisonsalben behandelt, oftmals ist die Folge Asthma. Wahrlich kein guter Tausch! Die Heilung hat nicht stattgefunden. Der Krankheitsweg verläuft von außen nach innen, eine echte Heilung läuft in umgekehrter Weise. Wir Homöopathen müssen, wenn wir das Asthma heilen wollen, zunächst den Hautausschlag wieder an die Oberfläche holen, um das Asthma zu heilen. Den Hautausschlag heilen wir anschließend. Hautausschläge sind nicht wirklich eine Krankheit, sondern ein Versuch des Körpers, sich zu reinigen. Der Körper hat in diesem Stadium noch die Kraft, sich zu säubern, den Müll nach außen zu transportieren. Es wäre schrecklich, ihm dieses Ventil zu nehmen. Krankheiten stehen in einem inneren Zusammenhang.

Es ist das Anliegen dieses Buches begreiflich zu machen, dass keinerlei äußere Symptome, welche oftmals noch keine Krankheiten sind, unterdrückt werden dürfen. Ich denke da wiederum an sogenannte Hautunreinheiten, wie Warzen, Dornwarzen, Hämangiome, Ulzera der Beine, Entzündungen der Haut, z. B. Furunkel. Die erstgenannten dürfen nicht exstirpiert oder mit Tinkturen zum Verschwinden gebracht werden, weder durch schulmedizinische noch mit naturheilkundlichen Mitteln oder mit sogenannter Komplexhomöopathie. Die Pickel und Entzündungen dürfen nicht mit Kortisonsalbe oder Antibiotika behandelt werden. Und andere Entlastungsversuche des Körpers wie Durchfall, Schwitzen, Blutungen, wie z. B. Nasenbluten, Hämorrhoidalbluten, starke Periodenblutungen oder auch Myomblutungen dürfen nicht unnötig gestoppt werden. Der Körper entledigt sich seiner Giftstoffe, indem er diese auf die Oberfläche transportiert oder gänzlich ausscheidet. Operieren Sie die Hämorrhoiden, weil sie gelegentlich jucken, brennen oder bluten, keinesfalls weg. Lebenslänglich erhöhte Leberwerte sind oftmals die Folge. Und, wenn man ein Ulcus cruris zu schnell schulmedizinisch zum Abheilen bringt, folgt nicht selten nach Monaten ein Schlaganfall oder eine Depression, welch eine Wahl! Operieren Sie die Varizen niemals, auch einen Hallux valgus nicht oder Hammerzehen. Das initiale Erbrechen und der Hautausschlag bei Kinderkrankheiten wie Masern, Scharlach etc. ist auch eine Ausscheidungsform.

Unterdrücken Sie den Hautausschlag bei Herpes zoster (Gürtelrose) nicht, es bleiben oftmals jahrelang oder manchmal lebenslänglich Nervenschmerzen im Gebiet, wo der Ausschlag wütete. Die Glut des miasmatischen Feuers darf nicht geschürt sondern muss abgeschwächt werden, ganz ersticken können wir diese nie. Weiterhin denke ich an Fluor albus, Fußpilz, Fußschweiß und Migräne. Es sind dies alles miasmatische Ausdrucksformen, welche homöopathisch behandelt werden sollten.

Mit dem gut gewählten homöopathischen Einzelmittel und der passenden Erbnosode heilen diese Symptome bzw. Schwächen. Die Homöopathie stößt die Selbstheilungskräfte an, sie ist eine sehr spezifische Reiztherapie, meiner Ansicht nach, die spezifischste überhaupt.

4 Wissenswertes

Ich möchte Ihnen einige Therapien vorstellen, welche bei den rheumatischen Leiden hilfreich sind aber keineswegs unterdrückend wirken. Ihre Selbstheilungskräfte sollen angeregt werden.

Fasten

Fasten hat eine uralte Tradition. Vor zehntausend Jahren wurde schon gefastet. In den großen Weltreligionen kommt Fasten heute noch vor und ist ein wesentlicher Bestandteil; erwähnt sei hier der Buddhismus, das Christentum, der Islam und das Judentum. Durch das Fasten wird der gesamte Organismus entsäuert, alle Körpersäfte fließen wieder besser, voran das Blut und die Lymphe. Die Geldrollenbildungen der roten Blutkörperchen lösen sich wieder auf, sonstige Eindickungen von Blut und Lymphe verschwinden. Im Dunkelfeldmikroskop sind nach dem Fasten keinerlei Stauungszeichen bzw. Eiweißverdichtungen wie Filite oder Mucor-Symplasten mehr zu sehen, auch keine Thrombozytenaggregationen mehr. Die Eiweißspeicher werden entleert. Auf diese Weise wirkt das Fasten dem Herzinfarkt, weiteren Gefäßprozessen sowie Entzündungen entgegen. Auch die Gefäßwände, die durch Arteriosklerose ihre Elastizität verloren haben, werden wieder funktionsfähiger, die Verhärtung wird durch das Fasten weniger. Weitere Gefäßprozesse wie Tinnitus, Hörsturz und Migräne verschwinden durch das Fasten.

Strenges Fasten bedeutet Verzicht auf jegliche Nahrung. Dies können Sie zuhause über einige Tage durchziehen, ansonsten gibt es Fastenkuren bei Dr. Buchinger usw. Es gibt weitere Fastenarten, z. B. das 24-Stunden-Fasten oder das Morgenfasten, welches bedeutet, dass der Mensch morgens bis zur Mittagszeit auf Nahrung verzichtet, da morgens sowieso die Ausscheidungsphase im Körper abläuft und diese durch das Morgenfasten unterstützt wird. Man kann unterstützend Basentee (Kräutertee) oder auch Basentee nach Dr. Rau trinken (siehe Seite 117).

Das sogenannte Morgenfasten muss über einen langen Zeitraum (6–12 Monate) durchgehalten werden, um Erfolge zu erzielen.

Es gibt auch das sogenannte Teilfasten, das Eiweiß-Fasten. Manchmal kann man das strenge Fasten nicht einplanen, da kann man auf das Eiweiß-Fasten ausweichen, d. h. man isst über 2–3 Wochen ausschließlich rohes Obst. Damit werden die Eiweißspeicher entleert. Dieses Eiweiß-Fasten eignet sich ebenso gut als Auftakt zur Ernährungsumstellung. Der Verzicht auf jegliches tierisches Eiweiß lässt die Körpersäfte wieder fließen, der Organismus erholt sich. Gefäßerkrankungen werden weniger und verschwinden ganz, wenn die Ernährungsumstellung dem anfänglichen Fasten folgt. Außerdem regt Fasten den Körper an, entzündungshemmende Stoffe auszuschütten.

Und nun ein paar Überlegungen, wie man das Fasten erfolgreich unterstützen kann:

- Ganz wichtig ist die körperliche Bewegung, denn man schwitzt und scheidet so Giftstoffe über die Haut aus, die Durchblutung wird auf die Weise verbessert.

- Die Ausscheidungsorgane, die Nieren, der Darm und die Leber sollten angeregt werden.

- Die Nieren können durch folgenden Tee Unterstützung finden:

  Rp. Folia Betulae
  Hb. Solidaginis
  Hb. Hernariae
  Fol. Orthosiphonis   āā ad 200,0
  1 TL/Tasse von dieser Mischung mit kochendem Wasser übergießen, über Nacht ziehen lassen, 3–5 Tassen täglich trinken.

- Homöopathisch kommt bei Bedarf Natrium chloratum D6 bzw. Solidago virgaurea D6 in Frage.

- Die Leber, das größte Entgiftungsorgan in unserem Körper, soll auch entlastet werden. Trinken Sie den folgenden Lebertee, welchen Sie auch mit dem Nierentee mischen können.

  Rp. Hb. Chelidonii 50,0
  Hb. Cardui benedicti 50,0
  Rx Taraxaci 50,0
  Fl. Stoechados 50,0
  Semen cardui mariae ad 300,0
  1 TL pro Tasse mit kochendem Wasser übergießen, 3–5 Stunden ziehen lassen, 3 Tassen pro Tag trinken. Am besten lassen Sie diesen Tee auch über Nacht ziehen.

Und nach dem Fasten empfehle ich eine Ernährungsumstellung.

Milieusanierung durch Ernährungsumstellung

„Le microbe c'est rien, le terrain c'est tout"
„Die Mikrobe ist nichts, das Terrain ist alles"

(Louis Pasteur)

Das Säure-Base-Gleichgewicht

Das Säure-Basen-Gleichgewicht steht im Vordergrund. Blut und Urin haben den gleichen pH-Wert, das Gewebe reagiert gegensätzlich. Wenn das Blut mit seinem pH-Wert leicht im alkalischen Bereich liegt, handelt es sich beim Gewebe bereits um eine massive Übersäuerung. Akute, wie auch chronische Erkrankungen werden stets von einer mesenchymalen Azidose begleitet. Der Blut-pH-Wert ist im alkalischen Bereich erhöht. Daraus entwickelt sich eine niedrigere Abwehr. Auf dem Boden eines entgleisten Stoffwechsels bilden sich akute sowie chronische Erkrankungen. Wenn man die Ernährung umstellt, wie im nächsten Kapitel beschrieben, erreicht man einen ausgeglichenen Säure-Basen-Haushalt.

Es gibt allerdings auch gute Präparate z. B. der Firma sanum, welche unterstützend wirken und nur anfangs ihren Einsatz finden sollten. Es handelt sich um die Basenmischung alkala-"N", welche im Magen-Darm-Trakt Sodbrennen und Blähungen beseitigt, weiterhin Citrokehl, welches der Alkalisierung des Blutes entgegengewirkt. Bei Citrokehl handelt es sich um Acidum citricum (Zitronensäure) in der Potenz D10, D30, D200.

Und ein sehr wirksames Präparat ist weiterhin sanuvis mit L-(+) Milchsäure als Bestandteil. Diese Arznei reguliert den pH-Wert des Blutes und des Gewebes. Acidum L(+)-lacticum liegt in jeder Tablette bzw. in den Tropfen in D4, D6, D12, D30, D200 vor, sanuvis ist in Tropfen, Tabletten und Ampullen erhältlich, in Salbe als sanuvis D1.

Alkala-N wird schluckweise, – 1 Messlöffel Pulver in ½ Tasse Wasser gelöst –, über den Tag verteilt getrunken; oder man macht ein Fußbad von 20–30 Minuten und gibt ½ Esslöffel Pulver ins heiße Wasser. Die Wassertemperatur sollte ca. 37° C haben.

Bei sanuvis werden 3 x 60 Tropfen eingenommen, bzw. 1–3 x pro Tag 1 Tablette mit ausreichend Flüssigkeit geschluckt. Man kann auch 1–3 x pro Woche 1 Ampulle intramuskulär spritzen.

Citrokehl liegt in Tablettenform, Tropfen und als Injektionslösung vor. Die Dosierung erfolgt nach Anweisung.

Zur Milieusanierung gehört auch die Herdsanierung, Zahnherde und auch andere Herde müssen ausgeschaltet werden, d. h. sowohl wurzelbehandelte als auch tote Zähne müssen entfernt werden. Es findet sich dort die Leptrotrichia buccalis, ein Bacterium, welches auch beim Krebsgeschehen an tumorbefallenen Organen zu finden ist.

Andere Störfaktoren sind: chronische Tonsillitis, chronische Sinusitis, chronische Appendicitis sowie chronische Cholecystitis.

Ernährungsumstellung

Die richtige Ernährung lässt unser Blut, überhaupt unser Körpersäfte wieder fließen, dies ist enorm wichtig. Wo Fluss ist gibt es keinen Stau, keine Entzündung, keine Bluteindickung, keine Thromben, und somit keine Gefäßverstopfung. Die Erythrozyten, die in Geldrollen aneinandergelagert und verklebt sind, lösen sich bei entsprechender Ernährung wieder auf und können ihrer Aufgabe, Sauerstoff zu transportieren, wieder gerecht werden. Die Eiweißmast macht unser Blut zähflüssig und fördert die Übersäuerung in unserem Körper. Im Dunkelfeldmikroskop kann man die Geldrollenbildung der roten Blutkörperchen erkennen, unter Eiweiß-Fasten lösen diese sich sofort wieder auf. Ebenso verschwinden andere Merkmale des eingedickten Blutes, nämlich Fillite und Mucor-Symplasten bei Eiweißreduzierung sehr schnell. Unseren Eiweißbedarf sollten wir mit pflanzlichem Eiweiß decken. Wenn man täglich den Frischkornbrei nach Dr. Bruker isst und genügend Salate bzw. Gemüse, nimmt man ausreichend Eiweiß zu sich. Die pflanzlichen Hauptlieferanten für Eiweiß sind das

Rohgetreide und Hülsenfrüchte. Sojaprodukte sollten nicht öfter als 2 x pro Woche verzehrt werden. Man muß auch nicht täglich Hülsenfrüchte auf dem Speiseplan haben, in jedem Gemüse ist Eiweiß enthalten. Der Frischkornbrei nach Dr. Bruker ist das Kernstück der vitalstoffreichen Ernährung und soll täglich 1x gegessen werden.

Rezept nach Dr. Bruker:

- 3 Esslöffel Fünf- oder Sechskornmischung mittel bis grob schroten
- 6 Esslöffel Wasser dazu geben
- Anschließend mindestens 5 Stunden quellen lassen, am besten über Nacht
- 1 geriebenen Apfel hinzu, zusätzlich rohes Obst nach Saison
- 1 Esslöffel Sahne und einige Nüsse, am besten verschiedene Sorten

Die fettlöslichen Vitamine benötigen die Sahne um ihre Wirkung zu entfalten.

Eine weitere Möglichkeit, Rohgetreide in den Speiseplan einzubringen, ist das Keimen von Getreide:

Man weicht 3 Esslöffel Bio-Körner, 6-Kornmischung, über Nacht ein, schüttet diese in ein Sieb und spült sie mit frischem Wasser ab und lässt sie anschließend abtropfen. Danach bleiben die Körner 2 Tage im Sieb und werden 2 x pro Tag mit Wasser überbraust. Am 3. Tag sehen Sie Keimlinge; die gekeimten Körner können Sie dann in Suppen geben, an den Salat oder in Soßen und cremige Nachspeisen. Das gekeimte Korn beinhaltet das Achtfache an Vitaminen gegenüber dem nicht gekeimten.

Und noch eine andere Möglichkeit, wenn Sie Abwechslung wünschen oder wenn es mal schnell gehen soll:

Besorgen Sie sich im Reformhaus oder im Bioladen eine Haferquetsche und rohen Nackthafer (dieser ist spelzenfrei). Der Nackthafer wird mittels Haferquetsche gepresst und sofort nach Zubereitung mit Zutaten wie beim Frischkornbrei verzehrt. Die Zubereitung mit rohem Hafer ist nicht durch Haferflocken zu ersetzen, diese sind erhitzt und enthalten damit viel weniger Mineralien, Spurenelemente und Vitamine.

Eiweißlieferanten

tierischer Art	**pflanzlicher Art**
jedes Fleisch	Getreide
Fisch	Linsen, Bohnen, Erbsen
Meeresfrüchte	Nüsse
Milch	Samen
Ei	jedes Gemüse

Der hohe Eiweißkonsum fördert die Zähflüssigkeit der Körpersäfte, Blut und Lymphe dicken ein, die roten Blutkörperchen werden unbeweglich, starr, kleben zusammen und können sich dann kaum noch durch die kleinen Blutgefäße schlängeln, welche dann verstopfen. Eine Säurestarre ist oft die Folge. Die Säurestarre kann in der Folge Gefäße verstopfen und ganz verschließen, sodass Blutgerinnsel einen Schlaganfall hervorrufen. Aber auch die Gefäßwände leiden Schaden, sie werden brüchig, bedingt durch Ablagerungen in den Arterien. In der Folge können diese platzen, die Gehirnblutung ist die Folge. Weitere Eiweißspeicherkrankheiten sind Hörsturz, Tinnitus, Herzinfarkt und Arteriosklerose. Nach Dr. Bruker steigen die Herzinfarkthäufigkeit und der Verzehr von tierischem Eiweiß seit 4 Jahrzehnten proportional an.

Der Genuss von Säugetierfleisch, meist sogenanntes rotes Fleisch, ist streng zu meiden, dies fördert die Übersäuerung im Gewebe. Wenn Sie unbedingt Fleisch essen wollen, dann essen Sie 2 x pro Woche 100gr Huhn oder Pute. Das Brustfleisch vom Huhn ist am besten verträglich.

Meiden Sie Kuhmilch und Kuhmilchprodukte völlig, Sie können Ziegenmilch bzw. deren Produkte auf Ihrem Speiseplan stehen haben, besser aber Hafermilch, Sojamilch, Reismilch oder Dinkelmilch. Sojamilch oder Sojamilchprodukte sollten nicht öfter als 2 x pro Woche zum Einsatz kommen.

Wenn Sie Pudding oder Cremespeisen zubereiten wollen, verwenden Sie Sahne mit Wasser verdünnt. Der Eiweißanteil der Sahne beträgt nur 2,5 % und ist damit zu vernachlässigen. Kuhmilch fördert Heuschnupfen, Allergien, Mittelohrentzündung, Angina tonsillaris, Bronchitis und vor allem Blasenentzündung, kurz: Kuhmilch schwächt die Schleimhäute. Das Blut verklebt, es wird zähflüssig, ebenso dickt die Lymphe ein.

- Quark und Buttermilch sind ungünstig für die Herzkranzgefäße.
- Camembert schädigt Pankreas und Leber sowie die Gallenblase.
- Hartkäse wirkt auf Prostata und den Unterleib ungünstig.
- Muscheln sind sehr schwermetallbelastet.
- Garnelen führen zu Harnsäureerhöhung und in der Folge zu Gichtanfällen.
- Eier sind sehr schädlich, diese entwickeln Gärgase, schwächen das Immunsystem und verkleben die Eileiter. Sie sind bei Menstruationsproblemen oftmals die Ursache. Verwenden Sie statt Eier Ei-Ersatz vom Reformhaus.
- Leben Sie insgesamt streng vegetarisch, Sie müssen sich nicht vegan ernähren, aber meiden Sie Tierprodukte möglichst ganz (Honig ausgenommen). Diese enthalten artfremdes Eiweiß, welches sehr schädlich fürs Immunsystem ist. Butter und Sahne sind erlaubt, der Eiweißgehalt ist ganz gering (2,5 %). Essen Sie viel Frischkost, der Rohkostanteil, an Ihrer gesamten Nahrung gemessen, sollte mindestens 50 % sein. Beim Kochprozess entsteht ein beträchtlicher Vitaminverlust. Vitamin C, E und B12, außerdem Lecithin, Folsäure und Biotin leiden am meisten. Tiefkühlkost gehört zur Frischkost, das Vitamin E ist am empfindlichsten. Insgesamt sind nach 4 Monaten etwa 15 % der Vitalstoffe verloren gegangen, nach 1 Jahr ca. 55 %. Wenn

Sie Ihr Frischgemüse lagern wollen, dann bewahren Sie es bitte dunkel und kühl auf. Ein Salat, der 3 Tage alt ist, beinhaltet nur noch 25 % der Inhaltsstoffe.

- Und noch ganz wichtig: Wärmen Sie nie etwas auf, es sollte alles frisch gekocht gegessen werden.
- Beim Lagern und nochmaligem Erwärmen entwickeln sich nach Wilz erhebliche Schadstoffe.
- Essen Sie nur 2–3 x pro Woche Brot, legen Sie stattdessen eine weitere Gemüsemahlzeit ein.
- Meiden Sie weiterhin alle Arten von Zucker (weißer Zucker, Rohrzucker und Fruchtzucker), es entsteht ein saurer Stoffwechsel. Süßen Sie mit Honig.
- Streichen Sie Weißmehlprodukte aus Ihrem Speiseplan, stattdessen sollen Vollkornprodukte zum Einsatz kommen. Statt weißen Nudeln sollten Vollkornnudeln ohne Ei auf Ihrem Speiseplan stehen; statt weißem Reis sollte Naturreis gegessen werden.

Zu empfehlen ist das Essēner (Essäer) Brot vom Backmeister Stangl, ein Vollkornbrot nach einem Rezept der Essäer.

Vertrieb und Versand von Brot und Spezialitäten mit levitiertem Wasser, Yogi und Ayurvedischen Tees von Golden Temple, Strohmatratzen, Fachliteratur u.v.m.:

Horst Kroeger
Unterkatzbach 3
D-83561 Ramerberg

☎ (08039) 408770, Fax 408771
Mobil: (0172) 9096474

www.essener-brot.com

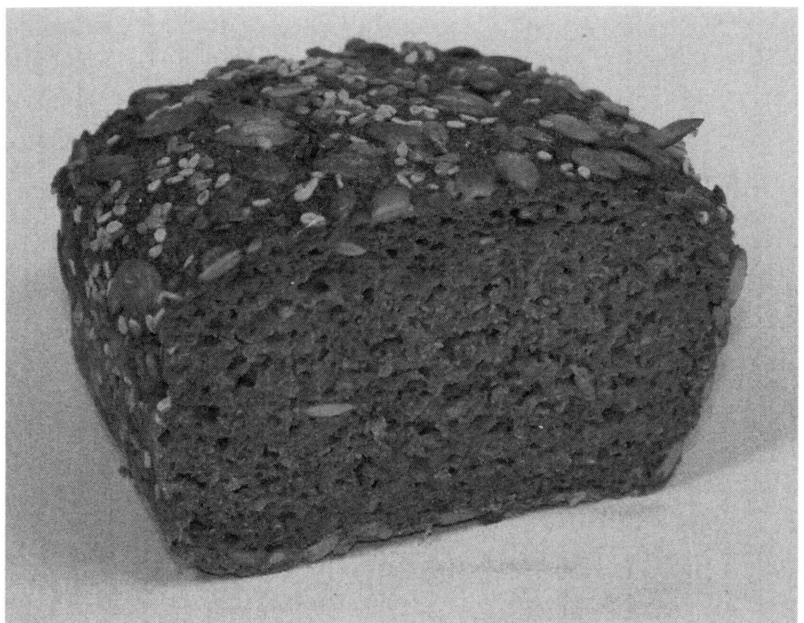

Abbildung 4.1: Quelle: Fritzs (Wikipedia) Essener Brot.

Das lebendige Vollkornbrot, gebacken nach einem Rezept der Essēner (Essäer):

Alle Bestandteile aus kontrolliert biologischem Anbei: Weizen, Roggen, Hafer, Dinkel, Hirse, Leinsaat, Sesam, Sonnenblumenkerne, Honig und Meersalz. 60 % des Getreides (Weizen 100 %) und der Zutaten werden belebt, d. h. in levitiertem Wasser zum Quellen gebracht. Nach ca. 12 Stunden, bevor der Keim sich zeigt, wird das Quellgut mit einer Flockenwalze gequetscht. Vom runden Korn soll der Keimling nur angeregt werden, dadurch enthält er mehr Vitamine und Enzyme. Das Essener-Brot wird mit Sauerteig und sehr wenig (ca. 1 Gramm) Hefeteig zubereitet. Ein Teil des Mahlgutes wird bei warmer Temperatur nur kurze Zeit angesäuert. Dadurch bildet sich dann überwiegend rechtsdrehende Milchsäure und keine Essigsäure. Das ist der Grund für den milden, gar nicht sauer ausgeprägten Geschmack dieses wunderbaren Brotes. Dies wirkt der Übersäuerung, unter der wir alle leiden, entgegen.

Und ganz wichtig: Trinken Sie niemals Bohnenkaffee, Schwarztee oder Grüntee, dies sind Gefäßgifte. Durchblutungsstörungen, Blutdruckschwankungen, Migräne und TIA sind die Folge.

Zusammenfassung der Nahrungsmittel und Anwendungen, die der Säurestarre entgegenwirken, die Alkalose im Blut und somit die Abwehr fördern, die Gefahr für akute und vor allem chronische Erkrankung sinkt:

- Ananas (-saft), Äpfel mit Schale, Knoblauch, Bärlauch, Ginseng, jede Frischkost (Nüsse, Salate, Obst, Rohgetreide), NONI-Saft, Schwarzkümmelöl, Borretschöl-Kapseln, Vitamin C, Gingko-Präparate, Aderlässe.
- Ganz wichtig! Trinken Sie täglich 1 ½ Liter Leitungswasser; dies sollen Sie vor dem Genuß 20 Minuten köcheln und etwas Ingwer zugeben. Das Wasser wird über den Tag verteilt getrunken.

Liste basenüberschüssiger Lebensmittel:

Kartoffeln, am besten Pellkartoffeln, Obst, alle Salate, rohes Sauerkraut, saure Bohnen, Kastanien, Petersilie, Schnittlauch, Kümmel, Senf, Pfeffer, Paprika, saure Gurken, Zitronen, säuerliches Obst und Ziegenmilch.

Diese Nahrungsmittel enthalten organische Säuren, welche zu Kohlensäure abgebaut werden und ausgeatmet werden. Der Basenanteil bleibt zurück.

Auch unsere Öle sollten wir sorgfältig auswählen. Bei den nativen Pflanzenölen bleiben Vitamine, essentielle Fettsäuren und Enzyme weitgehend erhalten, dies liegt am Herstellungsprozess.

Auflistung der einzelnen Öle:

- **Olivenöl:** reich an ungesättigten Fettsäuren, nicht erhitzen, nur für Rohkostsalate verwenden
- **Sesamöl:** reich an ungesättigten Fettsäuren, cholesterinsenkend, nur für Rohkostsalate, nicht erhitzen.
- **Weizenkeimöl:** reich an Vitamin E, für Salate, nicht erhitzen.

- **Rapsöl:** lang haltbar, reich an ungesättigten Fettsäuren, zum Braten geeignet.
- **Sonnenblumenöl:** reich an ungesättigten Fettsäuren, zum Dünsten und für Salate, nicht zum Braten.
- **Leinöl:** nur einige Wochen haltbar, reich an Alpha-Linolen-Säuren und 3-fach ungesättigten Fettsäuren, cholesterinsenkend, für Salate verwenden, nicht erhitzen.
- **Hanföl:** reich an 2-fach ungesättigten Fettsäuren, enthält bis zu 2 % Gamma-Linolensäure, nur für Salate geeignet, nicht erhitzen.
- **Erdnussöl:** reich an einfach ungesättigten Fettsäuren, nur hochvorerhitzt im Handel erhältlich, zum Dünsten und Braten gut geeignet.

Ebenso sollten wir unsere Kräuter nicht vergessen, diese sind basisch, meist reich an Vitamin C und beeinflussen unseren Stoffwechsel günstig; denken wir an: Basilikum, Bohnenkraut, Beifuß, Borretsch, Dill, Kerbel, Sauerampfer, Gartenkresse, Schnittlauch, Petersilie, Salbei, Zitronenmelisse, Estragon und Majoran.

Und nicht vergessen: Legen Sie jede Woche 1 Fastentag ein, eventuell zusätzlich 1 Rohkosttag. Dies wirkt sich sehr günstig auf den Organismus aus, es wirkt der Übersäuerung und damit der Verklumpung des Blutes entgegen, da die Eiweißspeicher entleert werden. Chronischen Krankheiten wird jeglicher Boden entzogen, auch akute Erkrankungen werden seltener.

Es gibt natürlich noch mehr Methoden, den Körper zu entgiften und die Säurestarre zu lösen. Es ist z. B. der Sport an der frischen Luft. Dies ist eine vorbeugende Maßnahme und wirkt jeder Entzündungsbereitschaft und somit dem Schmerz entgegen.

Anstrengende Bewegung in frischer Luft wirkt stark durchblutungsfördernd, die Lymphe wird durchwalkt. Überschüsse von Tiereiweiß werden abgebaut, die Harnsäure und die Blutfettwerte werden gesenkt. Folglich wird das Gewebe besser mit Sauerstoff versorgt. Durch Muskelarbeit in frischer Luft wird eine Entgiftung über die

Ausscheidungsorgane erzielt, das aktive Schwitzen ist ein wesentlicher Aspekt hierbei. Durch die Ausscheidung der Schlackenstoffe über die Haut entsäuert der Körper, der Blutstrom und die Lymphe kommen besser in Fluss. Wo die Körpersäfte fließen, gibt es keinen Stau, keine Entzündung, keine Eindickung von Blut bzw. Lymphe und somit keine Gefäßverstopfung. Die meisten Krankheiten gehen mit einer Übersäuerung einher, dieser wirkt das aktive Schwitzen entgegen, welches bei anstrengender Bewegung in frischer Luft stets entsteht. Die Ausscheidung von Stoffwechselsäuren lässt unseren Urin dann wieder basisch werden, was unbedingt erstrebenswert ist. Der Dyskrasie, der fehlerhaften Zusammensetzung der Körpersäfte, wirkt der Sport in frischer Luft entgegen, somit hilft dieser, viele chronische Krankheiten zu verhüten. Die körperliche Betätigung in frischer Luft wirkt der Stase, der Stagnation des Bewegungsapparates entgegen, sogar die Tätigkeit des Darmes wird angeregt, Blut und Lymphe fließen besser, der Nährstofftransport im Körper wird ebenso angekurbelt. Somit wirkt der Sport in frischer Luft jeglicher Entzündungsbereitschaft und damit dem Schmerz entgegen.

Bergwandern, Schwimmen in offenen Seen, auch Radfahren und Skilanglauf habe ich meinen Patienten immer dringend empfohlen, um den chronischen Krankheiten entgegen zu wirken.

Jetzt kommen wir zu den Anwendungen, welche sehr, sehr hilfreich sind, wenn es um rheumatische Beschwerden geht – wie z. B. Schmerzen. Es werden wiederum Selbstheilungskräfte angesprochen, Unterdrückungen werden vermieden.

5 Anwendungen

Aus- und Ableitungsverfahren nach Aschner

Anwendungen, welche die Säure ganz stark reduzieren, sind die Aus- und Ableitungsverfahren nach Aschner. Die Aschner-Verfahren wirken der Säurestarre entgegen. Sie dienen der Giftausleitung.

Zu ihnen gehören das Schröpfen (alt-ägyptisch), der Aderlass (Urmedizin), die Blutegeltherapie (aus dem Mittelalter stammend), der Baunscheidtismus, welcher bis ins 19. Jahrhundert reicht, das Purgieren und das Brechverfahren. Diese Verfahren wirken der Dyskrasie, der „fehlerhaften Zusammensetzung des Blutes“ entgegen. Viele Zivilisationskrankheiten haben darin ihren Ursprung. Diabetes mellitus, Hypertonie, Rheuma, Gicht und weitere Krankheiten wie Akne, Rosacea, Neurodermitis und Psoriasis vulgaris sind Folgen von Dyskrasie. Sämtliche Aschner-Verfahren dienen der Normalisierung des pH-Wertes durch Giftausscheidung. Stoffwechselsäuren werden wieder ausgeschieden und dadurch wird der Übersäuerung des Gewebes entgegengewirkt.

Alle Aschner-Verfahren wirken durchblutungsfördernd, Blut und Lymphe fließen besser. Wo Fluss ist, wird Stau, Entzündung und Bluteindickung vermieden. Gefäßerkrankungen jeder Art verschwinden. Und, da die Säure „die Mutter des Schmerzes“ ist (Johann Abele), lösen sich sehr häufig Schmerzen direkt nach der Behandlung auf.

Wenn es um Schmerzen geht, ist an erster Stelle die Cantharidenbehandlung zu nennen, dann die Blutegeltherapie und weitere Behandlungen wie Baunscheidtismus und Schröpfen. Sogar der Aderlass wirkt krampf- und schmerzlösend.

Die einzelnen Anwendungen

Suppositorien und Einläufe

Unser Urin sollte wieder basisch werden; die Rohköstler, die Naturvölker, die fern jeder Zivilisation leben, und der Säugling, der sich von Muttermilch ernährt, haben einen basischen Urin. Schon der Kochprozess trägt zur Übersäuerung bei.

- Die Ausleitung über den Darm erfolgt bei Kindern durch Kernseifen-Suppositorien:
  Schneiden Sie von der Kernseife ein Stück ab, bringen Sie es in die Form eines Suppositoriums, die Kanten sollten entfernt werden, und tauchen Sie es in Creme. Dann führen Sie es tief in den After ein. Nach etwa 10 bis 20 Minuten folgt die Stuhlentleerung.
- Bei älteren Kindern und Erwachsenen durch Einläufe:
  Sie füllen ein Gummiklistier mit hauchdünnem Kamillentee, 3 Tropfen Rescue Remedy und 1 Prise Salz. Führen Sie es tief in den After ein und entleeren Sie es kräftig. Das kann 3x täglich wiederholt werden.

Blutegeltherapie

Die Wirkung der Blutegeltherapie beruht einerseits auf der Blutentziehung, die dem Aderlass gleicht, aber gleichzeitig sondert das Tier ein Sekret ab, welches geschätzt 2000 Bestandteile enthält, die allerdings längst nicht alle identifiziert sind.

Der bekannteste Bestandteil ist das Hirudin, ein Protein, das gerinnungshemmend wirkt, außerdem Eglin, Hyaluonidase, Apyrase, Kollagenase, um einige zu nennen. Die Blutegeltherapie wirkt gerinnungshemmend, lymphstrombeschleunigend, antithrombotisch, immunisierend, krampflösend, schmerzlindernd.

Diese Therapie wird eingesetzt bei Herz-Kreislaufbeschwerden, bei dickem Blut, Arthrosen, rheumatischen Erkrankungen, Hämatomen, Prellungen, Tinnitus, Hörsturz, Ischialgie usw.

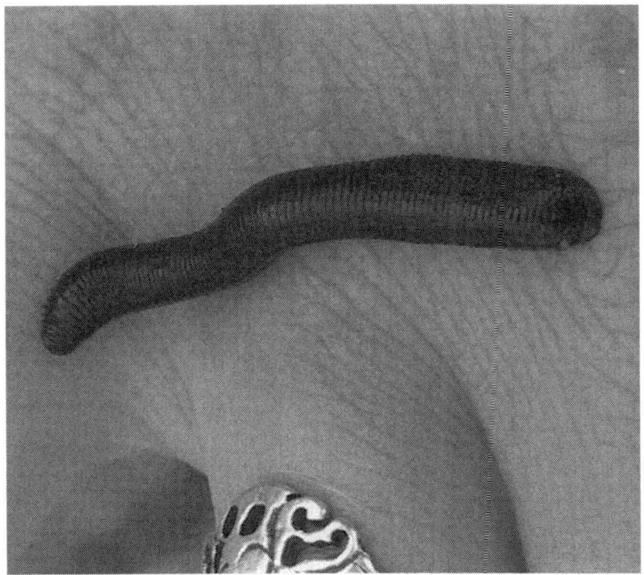

© (Wikipedia) Karl Ragnar Gjertsen. Am Fingergrundgelenk angesetzter Blutegel.

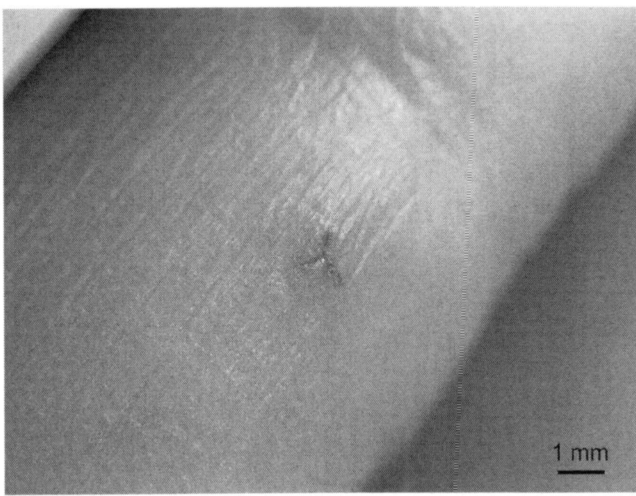

© (Wikipedia) Christian Fischer. Bisswunde eines (mittelgroßen) Medizinischen Blutegels (Hirudo medicinalis) an einem menschlichen Finger – mehrere Stunden nach dem Biss.

Die Haut des Patienten wird mit Wasser gereinigt, ohne Seife oder Duftstoffe. Die Tiere werden in ruhiger Atmosphäre in abgedunkelter Umgebung angesetzt, fallen dann nach ½–1½ Stunden von allein ab, dann bluten die Bissstellen noch viele Stunden nach. Die Blutung soll nicht gestoppt werden, Saugkompressen nehmen die Blutung auf. An der Bissstelle kann eine Rötung auftreten, die mit Notakehl-Salbe, Rescue-Salbe, Traumeel-Salbe, Fenistil-Salbe oder Eigenurin wieder verschwindet.

Cave: An der Bissstelle kann bei sehr empfindlichen Patienten eine kleine Narbe zurückbleiben. Versorgen Sie die Bissstelle mit Rescue Salbe sowie Mucokehl D3 Salbe.

Baunscheidtismus

Die Baunscheidt-Therapie wurde 1840 entdeckt: Der Gewerbelehrer Carl B. wurde von einer Mücke in seine gichtkranke Hand gestochen, danach verschwanden seine Schmerzen, die zuvor therapieresistent waren.

Daraufhin wurde der „Lebenswecker“, ein Nadelungsgerät, entwickelt, heute als Vitralisator auf dem Markt. Damit erfolgen Stichelungen in die Haut, der Stichelschmerz wird leichter, indem man tief durchatmet. Anschließend wird die Haut mit einem hautreizenden Öl eingerieben, heute gibt es das früher übliche Crotonöl nicht mehr (krebsfördernd), als Ersatz dienen Nelken- bzw. Wacholderöl.

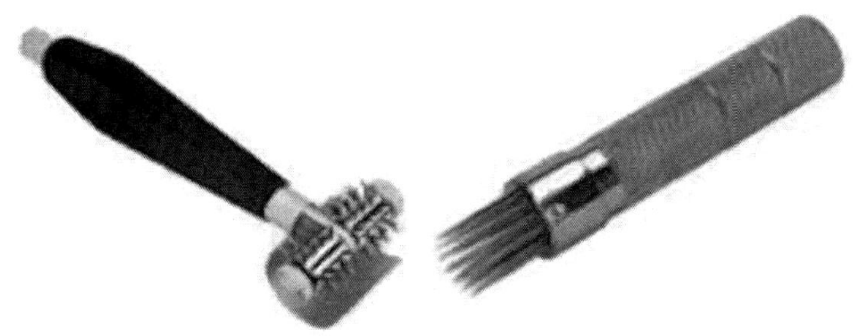

„Lebenswecker“ nach Baunscheidt (Baunscheidttherapie)

Es entstehen an den gestichelten Stellen oft richtige Eiterungen. Die behandelten Areale werden mit Baunscheidt-Watte oder auch normaler Watte abgedeckt.

Die Abdeckung wird entfernt, wenn die Pusteln abgetrocknet sind, Narben bleiben keine.

Ich hatte gute Erfolge bei chronischen Schmerzzuständen wie Neuralgien, Arthritiden, Migräne, bei Bandscheibenschmerzen, HWS-Syndrom und Morbus Menière. Bei M. Menière erfolgt die Stichelung im Nacken, auch über dem Mastoid. Ebenfalls bei Hypotonie habe ich dieses Verfahren mehrfach eingesetzt, sogar bei akuter und chronischer Bronchitis waren gute Erfolge zu verzeichnen, und mehrere Male bei Schwindel (Nacken).

Aderlass

Der Aderlass gehört zu den ältesten Naturheilmethoden überhaupt, er wird eingesetzt, um das Blut wieder flüssiger zu machen, um den Hämatokrit-Wert zu senken. Die Sauerstoffutilisation wird verbessert. Der Aderlass wird an vielen Körperstellen angewandt, z. B. an den Beinvenen, in der Kniekehle und hauptsächlich an den Armvenen. Eiweißüberschüsse werden abgebaut; der Aderlass wirkt entschlackend und heilend. Er wird eingesetzt bei Hypertonie, Angina pectoris, Bluteindickung, Fettstoffwechselstörungen, Rheuma, Gicht; er wirkt krampflösend und fiebersenkend, außerdem schmerzlindernd.

Ich habe diesen oft vorbeugend gegen Herzinfarkt, Apoplexie, Thrombosen und Arteriosklerose eingesetzt. Die Häufigkeit der Blutentziehung und die Blutmenge hängen von der Konstitution des Patienten ab und auch von der Art der Erkrankung.

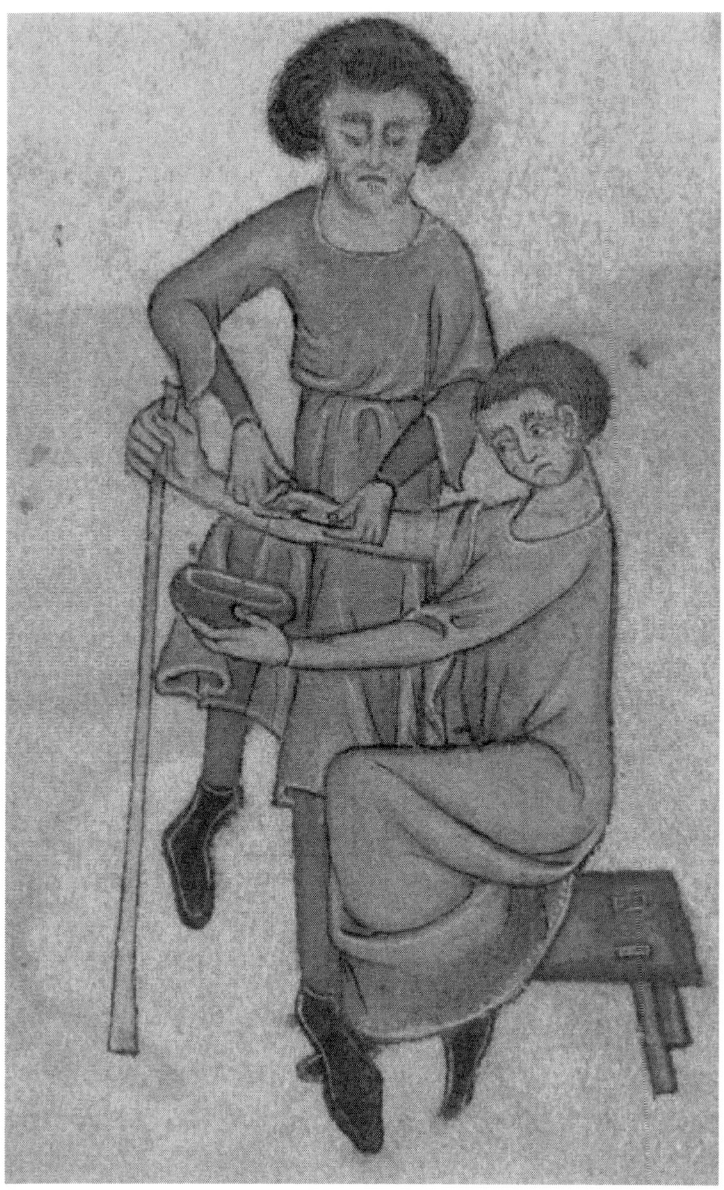

Aderlass. England, 14. Jahrhundert. Miniatur aus dem Luttrell-Psalter. London Britisches Museum Add. Ms. 42130

Cantharidenbehandlung

nach Dr. med. Johann Abele (Aschner Kursus Schloss Lindach)[1]

Rezept I

Milde Salbe

Tct. canthar.	10,0
Ol. arachidis	2,0
Adeps benz.	2,0
Cera flava	1,0
Ung. molle ad	50,0

Nur kleine Portionen herstellen!
Salbe entmischt sich leicht.
Macht keine Pigmentierung!

Rezept II

Starke Salbe(üblich)

Cantharis Pulv.	175,0
Acid. Acet.	13,5
übergießen mit	
Ol. Therebinth	75,0

48 Stunden bedeckt stehen lassen.

Cera alba	87,5
Acid. benzoicum	100,0
schmelzen und erkalten, dann in	
Colophonium	87,5

das in Chlorophorm gelöst ist, schütten. Beide Teile mischen und im Wasserbad auf 500,0 eindicken.

Anlegen des Cantharidenpflasters

Das Pflaster sollte morgens angelegt werden, um die unangenehmste Phase nicht in die Nacht zu verlegen.

Hautareal am Patienten mit Fettstift markieren. Danach die Größe des Pflasters bestimmen (im Zweifelsfall lieber zu groß). Eventuell dort wachsende Haare müssen sanft abrasiert werden. Dies verhindert Eiterungen beim Abheilprozess. Die Salbe darf nicht auf Verletzungen der Cutis gebracht werden!

[1] Literatur: Der weiße Aderlass, Chr. Scharfbillig, Haug-Verlag 1966 (vergriffen)

Man schneidet sich einen doppelt gelegten Zemukostreifen zurecht. Die Salbe wird ca. 1 mm dick aufgetragen. Das Pflaster wird mit starken und gut klebenden Heftpflasterstreifen im Sinne eines „Fensterrahmen-Verbundes“ festgeklebt. Tritt Salbe unter den Heftpflastern aus, so ist zu dick aufgetragen worden oder die Zemukos sind nicht deckungsgleich geschnitten. Es kommt zu „Rotznasen-Bildung“, Verbrennungen außerhalb der gewünschten Partie.

Pflasterallergische Personen bremst man mit 2 bis 3 Dragees CALCISTIN.

Cantharis-Harnblasenreizungen beugt man regelmäßig mittels UREGENIN oder SPASMO-URGENIN vor. Tritt ein Harnspasmus oder doch eine allergische Reizblase (selten hämorrhagisch) auf, so gibt man Calcium i.v. und ein Antiallergicum i.m.

In schweren Fällen ist 25 mg Decortin das Mittel der Wahl.

Vier Stunden nach Anlegen beginnt das Pflaster zu brennen und brennt stark etwa weitere vier Stunden. Die entstehende Blase sollte bis zur Abnahme erhalten bleiben. Richtige Nachtlagerung und ein darum gewundenes Frotteehandtuch helfen sehr.

Abnehmen des Pflasters

Nach 12 Stunden Wartezeit ist meist eine genügend große Brandblase entstanden. Sie ist entweder mit klarer Flüssigkeit gefüllt; in diesem Fall kann man sie indizieren und die Blasenhaut als erste Verbanddecke belassen. Man sieht aber auch sulzig eingedickten Blaseninhalt; in diesem Fall muss man die Blase vollkommen steril abtragen. In diesem Fall schmerzt auch der Verbandwechsel ca. 10 Minuten lang. Empfindliche Personen werden deshalb im Liegen behandelt. Besonders kreislaufbelastend ist die Behandlung im Lumbalbereich.

Wenn nach 12 Stunden keine Blase entstanden ist, wartet man weitere 8 bis 12 Stunden.

Die Wunde wird in jedem Falle mit einem doppelten, mit NIVEA bestrichenen Zemukostreifen und Fensterrahmen-Heftpflasterverband versorgt. Diesmal darf hautfreundliches Pflaster verwendet werden. Nach ca. 5 Tagen ist die neu entstandene Haut „waschfest“. Läuft aus dem Heilverband innerhalb der ersten Tage noch viel Lymphe, wird er hart und scheuert. Dann entstehen Eiterungen. Sie müssen mit häufigem Verbandswechsel und etwas Nebacetin-Puder versorgt werden.

Wiederholungen an derselben Stelle sind nach 10 Tagen möglich und werden bei Teilerfolgen bis zur Heilung fortgesetzt. Das zweite Pflaster an derselben Stelle schmerzt aber erheblich mehr als das erste.

Verboten:

- Nicht in Schleimhautnähe oder auf denselben Pflaster setzen.
- Nicht in Gelenkbeugen und in Intertrigo-Bezirken!
- *Gute bis hervorragende Erfolge:*
  Alle Bandscheibenleiden, wie Ischias, Lumbago, Intercostalneuralgie, Occipitalneuralgie (Schädel ausreichend rasieren!), Gonarthrose (am inneren Kniegelenk ansetzen, es sei, dass der Schmerz an der Außenseite säße).
  Vorsicht bei Varicosis der Beine!
  Ansatztendinitis, Arthrosis der Handwurzelknochen. Tietze-Syndrom (hier über dem Ort des größten Schmerzes und über dem zugehörigen Wirbel).
  Otitis chronica et acuta (besonders bei Kindern auf dem Mastoid ansetzen).
  Mastoidherde.
  Sinusitis frontalis et maxillaris (hier Pflaster auf dem Mastoid ansetzen). Isolierte, harte Hals-Lymphknoten. Pleuraergüsse (Pflaster möglichst genau darüber setzen), Depression im Klimakterium! (Hier auf L 5/S 1 ein Pflaster in mindestens halber Postkartengröße aufbringen in Zusammenhang mit der Schröpfung der Gallenzone).
- *Befriedigende, bis geringere Erfolge*:
  Arthrosis der kleineren Gelenke. Schultergelenk.
  Intercotalneuralgie im Brustkorbbereich vorn.
  Bei Salpingitis in den Leisten.
  Tinnitus, Vertigo (ca. 40 %), akuter Hörsturz (in den ersten

Tagen über das Mastoid und gegebenenfalls im Nackenbereich – HW 3–6 – ansetzen).

- *Unbefriedigende Erfolge*:
  Coxarthrose, Epicondylitis, Finger-Zehengelenke, akute rheumatische Schwellungen. Echte Discushernien.

  Vorsicht ist geboten bei dürren Personen (Leerezustand) und bestehenden Wurzelreizsyndromen.

Cave:

Ein zu kleines Pflaster brennt so unangenehm wie ein großes und bringt keinen Erfolg! Pigmentreiche Patienten behalten oft für Wochen einen dunklen „Pflasterfleck". Behandle nicht bei akuten Cystitiden. Einem geheilten Patienten ist die „schlaflose Nacht" später völlig gleichgültig. Behandeln Sie nicht bei akuter Cystitis!

Theorie der Wirksamkeit

Nach den Regeln der Reflexzonenlehre kommt es im Zielgebiet zu Mehrdurchblutung, Spasmenlösung, Lymphdrainage. Der mächtige Hautreiz wird über die von *Athenstaedt* gefundenen Leitbahnen (piezo- und pyroelektrische Energie) bis zur völligen Abheilung der Oberfläche fortgesetzt. Durch den Lymphsog erfolgt eine Tiefendrainage (z. B. aus dem Mastoid) und eine Entsäuerung des dort blockierten Stoffwechsels (Herdbeseitigung). Depolarisierte Zellen werden repolarisiert. Es werden außerdem im Verbrennungsbereich vermehrt T-Helferzellen sowie Plasmazellen gebildet. Diese aktivieren die B-Lymphozyten (Bildung von Autoimmunkörpern) und jene wirken phagocytisch. Beide Zellpopulationen werden in den ganzen Organismus versandt, so dass nicht selten auch an unbehandelten Stellen rheumatische Schmerzen verschwinden, bzw. Ergüsse sich mindern (z. B. gegenseitiges Mastoid). Dem Körper wird eine Wiederherstellung der Autoregulation im Zielgebiet ermöglicht, die er dann oft jahrelang weiter aufrecht erhält.

Ein zweites Pflaster an derselben Stelle wird frühestens nach 4 Wochen angelegt!

Das blutige und unblutige Schröpfen

Das Schröpfen ist ebenso eine Aus- bzw. Ableitungsmethode. Es hat sich in meiner Praxis bei sämtlichen klimakterischen Beschwerden, auch bei Depressionen sehr bewährt. Die Vorzugsstelle ist auch hier wieder der 5. LW.

Beim blutigen Schröpfen verwendet man ein Hämostilett, damit werden durch Einstiche in die Haut Hautpartien über dem Schmerzorgan geöffnet, dann werden die Schröpf-Gläser über den Einstichen aufgesetzt, diese füllen sich zu ¼ – 1/3 mit Blut, welches über den geöffneten Hautpartien austritt. Das Immunsystem wird angeregt. Der Reiz ist enorm.

Beim Trockenschröpfen werden die Schröpf-Gläser erhitzt und über der schmerzenden Stelle oder über der speziellen Reflexzone, die dem inneren Organ zugeordnet ist, aufgesetzt. Auch hierbei ist die Wirkung auf das Immunsystem sehr groß.

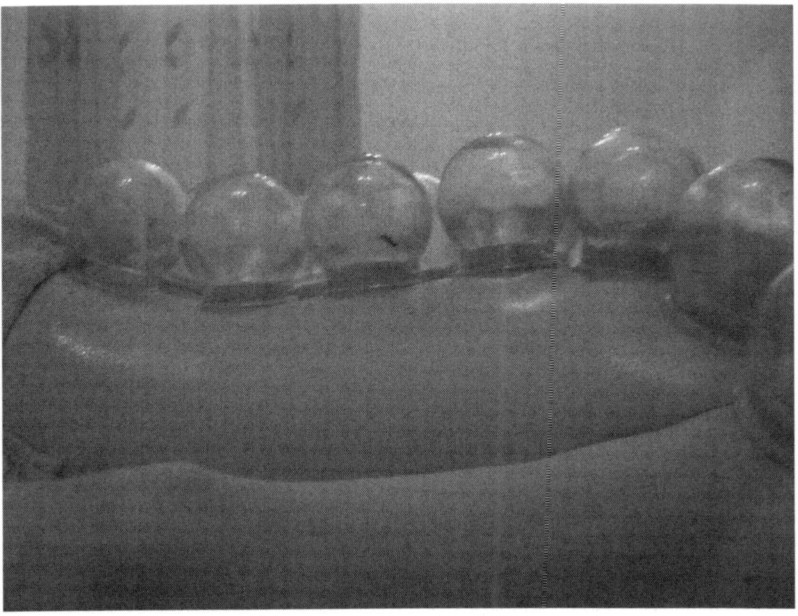

© Wikipedia: quatro.sinko. Schröpfen

Weitere Anwendungen, welche ausleitend wirken

Und nun zu weiteren Anwendungen, welche ausleitend wirken, die Säure und die Giftstoffe aus dem entsprechenden Gebiet ausleiten und damit die Schmerzen reduzieren. Es handelt sich um die Wickel, welche mit Heilmitteln versehen werden und sowohl dadurch als auch durch die physikalische Wirkung von Wärme entkrampfend und schmerzlindernd wirken. Auch kalte oder kühle Wickel entspannen und wirken entzündungshemmend. Es folgt eine Beschreibung der einzelnen Wickel mit den dazugehörigen Indikationen.

Wickel – Kompressen – Auflagen

Es gibt Teilwickel, wie z. B. Halswickel und Ganzkörperwickel, wie der Bauchwickel, wobei das Tuch um den Rumpf gewickelt wird. Für einen Wickel braucht man meist 3 Tücher, mindestens aber 2 Tücher. Man benötigt bei einem Bauchwickel z. B. ein Innentuch mit Kamillenextrakt getränkt, ein 2. Tuch zum Abdecken und ein Wolltuch oder Frottiertuch bzw. einen Bademantel für die Außenschicht, damit die Wärme nicht so schnell verloren geht. Eine Wärmflasche als zusätzliche Wärmequelle ist empfehlenswert. Schals oder Mullbinden können Sie zum Fixieren nehmen, eventuell auch Klettverschlüsse.

Kneipp-Wickel Es gibt Wickel, welche nur mit heißem oder kaltem Wasser zur Anwendung gebracht werden, ohne Zusätze, das sind die Kneipp-Wickel.

Bei Fieber, meist bei Kindern, kommen diese als **Wadenwickel** zum Einsatz. Das Wasser sollte dann zimmerwarm sein. Tauchen Sie die Leinentücher, vielleicht Geschirrtücher, ins Wasser, wringen diese aus und wickeln sie um die Waden. Dann geben Sie darüber ein trockenes Frottiertuch und darüber ein Wolltuch. Diesen Vorgang können Sie einige Male (3–4x) im Abstand von 15 Minuten oder auch ½ Stunde wiederholen, wenn die Wickel warm geworden sind.

Aber: Wenn die Füße kalt sind, dann legen Sie bitte keine Wadenwickel an oder sorgen erst für warme Füße. Der Patient sollte genügend trinken, der Erfolg bleibt nicht aus. Die Fiebersenkung tritt sehr schnell ein.

Quarkwickel Bei Halsschmerzen und Schluckbeschwerden rate ich zu Quarkwickeln. Auch bei Brustentzündung, Verstauchungen, Bronchitis und Gelenkentzündungen helfen Quarwickel besonders gut.

Quark kühlt und lindert somit die Entzündung. Aus der entzündeten Stelle wird die Hitze rausgezogen, der Schmerz lässt somit nach.

Wie geht's?

Streichen Sie den Quark, am besten leicht angewärmt, ½–1 cm dick auf 1 Tuch (Taschentuch, Küchentuch, Geschirrtuch) und legen dies auf die entzündete Stelle. Der Quarkwickel wird mit einem Frottiertuch oder Wollschal fixiert. Der Wickel bleibt 1 Stunde liegen und kann z. B. bei Halsschmerzen mehrfach wiederholt werden.

Quark kühlt. Sie können dies kühl (nicht eiskalt) oder etwas angewärmt auflegen. Er holt die Entzündung aus dem Gewebe und somit verschwinden die Schmerzen, der Effekt hält lange an.

Bei Milchstau hatte ich auch sehr gute Erfolge.

Kamillenwickel So geht's: Kamillentee kochen und 1 Stofftaschentuch bzw. 1 Geschirrtuch mit diesem Tee tränken. Darüber kommt ein 2. Tuch und darüber noch 1 Frottiertuch oder 1 Schal. Der Wickel bleibt ca. 1 Stunde liegen.

Er eignet sich besonders gut als Bauchwickel bei Völlegfühl, Krämpfen und Schmerzen. Die Blinddarmentzündung muss vorher abgeklärt werden, bzw. ausgeschlossen werden, sonst wird diese durch die Wärme verstärkt.

Senfwickel Bei Bronchitis und Sinusitis wirkt Senfmehl durchschlagend.

So geht's: 100 g Semen sinapsis nigra Pulver aus dem Reformhaus oder der Apotheke besorgen, mit warmem Wasser (nicht zu heiß) anrühren, so dass ein Brei entsteht, und diesen auf ein dünnes Tuch (Geschirrtuch, Taschentuch) streichen. Ein weiteres Tuch wird benötigt, damit ein Päckchen geformt werden kann. Legen Sie dies auf die Brust und fixieren es mit einem Außentuch.

Senfauflagen werden nach einigen Minuten (maximal 10 Minuten) wieder entfernt und nur 1x am Tag angelegt. Nach 2 Wochen eine lange Pause machen. Behandeln Sie die Haut mit einem Pflegeöl nach.

Husten und Bronchitis bessern sich sehr schnell.

Zwiebelwickel Zwiebelwickel sind angezeigt bei Ohrenschmerzen. Die Zwiebeln werden klein gehackt und in ein dünnes Tuch (Geschirrtuch, Taschentuch) gewickelt, anschließend glatt gedrückt, denn der Zwiebelsaft sorgt für die Wirkung. Der Wickel wird auf die schmerzende Stelle gelegt und mit einem 2. Tuch bedeckt, anschließend fixiert (Mütze oder Tuch schräg über den Kopf gebunden). Eine Wärmflasche steigert die Wirkung und sollte unbedingt zur Anwendung kommen.

Dauer der Auflage: solange bis eine Schmerzlinderung spürbar wird.

Die Zwiebel wirkt krampflösend und lässt die Schleimhaut abschwellen. Die ätherischen Öle der Zwiebel lindern Erkältungen, sie lösen den Schleim.

Erbsensäckchen Bei akuten Entzündungen braucht man Kälteauflagen.

So geht's: Man füllt Erbsen in ein aus dünnem Stoff genähtes Säckchen (Kissenhülle), gibt dieses in eine Plastiktüte und legt das Ganze in die Gefriertruhe. Anschließend legen Sie es auf die gezerrte, verstauchte, entzündete Stelle und fixieren es mit einem Schal. Die gekühlten Erbsen helfen bei Hämatomen und Zerrungen und überall wo Kälte gut ist. Man kann dieses Säckchen so oft wie gewünscht zur Anwendung bringen. Bei chronischen Entzündungen braucht das erkrankte Organ die Kälte, aber das spürt der Patient selbst.

Kohlwickel Kohl hilft bei chronischen Gelenkentzündungen und Gicht.

Einige Kohlblätter sollen entnommen und ausgewalkt oder auf eine andere Weise gequetscht werden, damit der wertvolle Saft austritt. Dann werden die Kohlblätter am besten dachziegelartig übereinander auf das schmerzende Gelenk gelegt. Darüber wird ein Tuch gelegt und die Auflage wird mit einem 2. Tuch fixiert.

Man kann die Kohlblätter einige Stunden auf dem Gelenk belassen.

Kohl lindert Entzündungen und somit Schmerzen und leitet Giftstoffe aus tiefer gelegenem Gewebe aus. Kohl sollte als Vorbeugung gegen Krebs gegessen werden (mindestens 2–3x pro Woche)

Zitronenwickel Halsschmerzen, Heiserkeit, Pharyngitis oder Tonsillitis, in jedem Fall hilft die Zitrone bzw. der Zitronenwickel.

So geht's: Man schneidet die Zitrone in Scheiben und wickelt die Scheiden in ein Tuch und legt das Tuch um den Hals. Zum Abdecken wird noch ein Schal benötigt. Die Zitrone wirkt stark entzündungshemmend. Sie zieht die Giftstoffe aus dem entzündeten Gewebe. Der Wickel bleibt ca. 30 Minuten liegen, dann bitte entfernen und wegen der eventuell hautreizenden Stoffe am nächsten Tag erst wiederholen.

Es empfiehlt sich über 2–3 Wochen morgens nüchtern Zitronensaft zu trinken, er neutralisiert die überschüssige Säure. Dies ist ganz wichtig, denn „die Säure ist die Mutter des Schmerzes" (Johann Abele).

Heublumenauflagen Heublumenkissen sind sehr vielseitig verwendbar. Diese Kissen sind in der Apotheke erhältlich.

So geht's: Sie benötigen einen Topf mit heißem Wasser und einen Siebeinsatz. Die Temperatur muss gut warm sein. Das Kissen wird im Dampf auf dem Siebeinsatz erhitzt. Dann wird das Kissen auf die Schmerzzone gelegt und bleibt solange liegen wie es als warm empfunden wird. Natürlich müssen Sie das Kissen abdecken und mit einem Außentuch befestigen.

Heublumen werden auch „das Schmerzmittel von der Wiese" genannt. Sie helfen bei Rückenschmerzen, akuten und chronischen (bei hochentzündlichen Schmerzen sind kalte Auflagen ratsam). Sehr häufig habe ich die Heublumensäckchen bei Krämpfen im Bauch, bei Niereninsuffizienz zur besseren Durchblutung und bei Leberfunktionsstörungen und bei Blasenentzündung eingesetzt. Bei Patientinnen, welche über Blasenkrämpfe klagten, half es prompt. Überall, wo Wärme gut tut, ist eine Heublumenauflage angebracht. Bei chronischen Neuralgien hat sich das Heublumenkissen in meiner Praxis als sehr hilfreich erwiesen. Nach Bernadette Bächle-Held und Ursel Bühring helfen die Heublumenauflagen auch beim akuten Gichtanfall, dann natürlich in kühler Form. Es ist einen Versuch wert.

Kartoffelsäckchen Auflagen mit heißen gekochten und ungeschälten, zerdrückten Kartoffeln sind sehr zu empfehlen bei Bauchschmerzen, Bronchitis, Arthrose und Halsschmerzen. Man hüllt die zerdrückten, etwas abgekühlten Kartoffeln in ein Papiertuch und legt das Kartoffelsäckchen auf die schmerzende Stelle. Dauer ca. 1 Stunde. Bevor man die Kartoffeln auflegt, muss man die Temperatur überprüfen, damit die Haut nicht verbrennt. Das Säckchen muss auf die Innenseite des Unterarms gelegt werden und dort als angenehm warm empfunden werden.

Gekochte Kartoffeln kühlen nur langsam ab, die Kartoffeln sind gute Wärmespeicher.

Die Kartoffelauflage zieht die Säure aus der entzündeten Stelle, und da „die Säure die Mutter des Schmerzes" ist (Johann Abele) lässt der Schmerz sehr schnell nach.

Bei Verstauchungen, Gelenkschmerzen, Halsschmerzen und Rückenschmerzen lösen sie Verspannungen und wirken entzündungshemmend.

Die Kartoffel reguliert den Säure-Base-Haushalt und ist ein ganz besonders basisches Lebensmittel. Die Heilkraft der Kartoffel durfte ich in der Buchinger Klinik (Fastenklinik) kennenlernen.

Heilerde Heilerde Pulver aus dem Reformhaus oder der Apotheke ist sehr gut verträglich, innerlich wie äußerlich. Heilerde wirkt entzündungshemmend, abschwellend und damit schmerzlindernd. Fügt man der Heilerde frischen oder alten Urin zu, ist das Ergebnis noch besser. (Alter Urin: siehe Seite 118)

So geht's: Heilerde Pulver wird in einer Schüssel mit Wasser angerührt. Ein Brei, welchen man auf einen Stofflappen streichen kann, soll entstehen.

Dieser Brei kühlt, und bei allen Sportverletzungen ist diese Auflage angezeigt. Man kann die Heilerde-Auflage solange liegen lassen wie diese gut tut und so oft anwenden wie erwünscht.

Innerlich angewandt hilft Heilerde bei Sodbrennen, Blähungen und Durchfall.

Arnika Auflagen Arnika ist eine ganz großartige Heilpflanze. In jeder Hausapotheke ist diese in irgendeiner Form vorhanden, entweder als Salbe, Gel oder Tinktur. Auch die Globuli sollen zusätzlich zur Anwendung kommen.

Bei jeder stumpfen Sportverletzung helfen Arnika-Umschläge, bzw. Wickel. Diese wirken entzündungshemmend, abschwellend und schmerzlindernd.

Wie macht man das? Sie streichen bei einer akuten, sehr schmerzhaften Verstauchung kühles Gel aus dem Kühlschrank auf ein Taschentuch oder Geschirrtuch, - je nachdem wie groß der geprellte Bereich ist, - legen dies auf die kranke Stelle und wickeln ein 2. Tuch außen herum. Der Wickel bleibt solange liegen wie es gut tut.

Bei chronischen Schmerzen:

Verwenden Sie bitte die Salbe, der Kühleffekt vom Gel ist dabei nicht erwünscht. Auch die 1:10 verdünnte Tinktur kann zum Einsatz kommen. Und die Globuli nicht vergessen, 2x pro Tag 3 Globuli Arnika D30, solange bis deutliche Besserung eintritt. Wenn Sie keine Salbe zur Hand haben, können Sie auch ca. 10 Globuli in einem Schnapsglas mit lauwarmem Wasser auflösen und damit einreiben oder ein Taschentuch damit tränken und auflegen.

Eukalyptus Auflagen Eukalyptus-Wickel sind bei Bronchitis und Blasenentzündung hervorragend geeignet. In meiner 50-jährigen Praxis habe ich bei rezidivierenden Harnwegsinfekten diese Wickel stets mit bestem Erfolg eingesetzt.

Die Schmerzen bei Blasenentzündung können im ganzen Unterleib sein, mal stechend, mal krampfartig oder oftmals brennend. Geben Sie 8 – 10 Tropfen Eukalyptusöl auf ein Stofftaschentuch, erwärmen dies und legen es auf die schmerzende Stelle, etwa 12 Minuten lang, dann soll der Patient noch ca. 20 Minuten ruhen. Die Eukalyptusauflage soll natürlich mit einem 2. Tuch (Frottiertuch) abgedeckt werden.

Meerrettichauflagen Bernadette Bächle-Helde empfiehlt Merrettichauflagen bei Nebenhöhlenentzündungen, Kopfschmerzen und Migräne. Sie empfiehlt ein Stück Meerrettichwurzel zu reiben, in ein Tuch zu wickeln und auf die HWS zu legen. Dieses Meerrettichpäckchen soll nur einige wenige Minuten liegen bleiben, nach spätestens 8 Minuten soll es wieder entfernt werden, da Meerrettich sehr, sehr scharf ist und die Haut reizt. Vorsicht bei empfindlicher Haut!

Ich selbst habe Meerrettich immer wieder bei einem Migräneanfall eingesetzt, der Erfolg war verblüffend. Aufgrund der guten Durchblutung löste sich der Anfall.

Kirschkernkissen Und zum Schluss möchte ich das Kirschkernkissen noch erwähnen. Es ist Ersatz für die gute alte Wärmflasche. Kleinkinder und alte Leute sind über die sanfte, entspannende Wärme stets sehr erfreut. Das Kirschkernkissen ist für akute Entzündungen geeignet, da man es als kalte Auflage verwenden kann, aber genauso geeignet ist es als Wärmespender. Bei Kindern mit Nabelkoliken, Blähungen und Verstauchungen tut es gute Dienste, ältere Leute profitieren z. B. bei Rückenschmerzen auch von dieser angenehmen Wärme. Kirschkernkissen gibt es in Drogerien, Reformhäusern oder Apotheken zu beziehen.

Man erwärmt diese in irgendeiner Wärmequelle (z. B. Ofen bzw. Backofen) oder steckt es in die Mikrowelle (kurz und 1 Glas Wasser dazu wegen der Brandgefahr). Man legt es dann auf das kranke Organ.

Bei Zahnschmerzen, Sonnenbrand oder anderen akuten Entzündungen gibt man es, bevor man es auflegt, in die Gefriertruhe (Dauer: einige Stunden).

6 Einzelne Krankheitsbilder – in Frage und Antwort

Die Fibromyalgie

Die Fibromyalgie beginnt im Alter zwischen 40 und 60 Jahren. Frauen sind am meisten betroffen. Es handelt sich um Schmerzen in den Muskeln, im gesamten Bindegewebe, in den Sehnen, und auch die inneren Organe sind oft betroffen mit Durchfällen und Herzschmerzen. Schlafstörungen gehören stets zum Vollbild der Fibromyalgie. Veränderungen in den Gelenken wie Arthrose sind nicht nachweisbar und dennoch gehört die Fibromyalgie zu den Krankheiten des rheumatischen Formenkreises.

Fall 1

„Ich bin 58 Jahre, mein Orthopäde sagte mir nach monatelanger Untersuchung und Behandlung, ich leide unter einer Fibromyalgie. Die Schmerzen zerstören meine Gelenke niemals, das weiß ich, aber meine Schmerzen möchte ich naturheilkundlich behandelt wissen. Die Schmerzen wandern im ganzen Körper umher. Ich kann schlecht schlafen. Antidepressiva habe ich 1 Jahr lang bekommen, mit geringem Erfolg. Gibt es ein natürliches Schmerzmittel? Oder vielleicht auch ein Beruhigungsmittel, ich bin oftmals abends ganz aufgepeitscht wie wenn ich mehrere Tassen Kaffee getrunken hätte."

Gegen die Schmerzen nehmen Sie 3x pro Tag je 8 Tropfen Serpalgin von der Firma Horvi (siehe Seite 97), diese naturheilkundliche Behandlung hilft in jedem Fall, abends lutschen Sie 1 Tablette Coffea D12, wenn Sie aufwachen, können Sie bei Bedarf nochmals 1 Tablette lutschen.

Aber ursächlich müssen Sie auf jeden Fall auch was tun. Ihr Körper sollte unbedingt entsäuert werden. Nehmen Sie alkala-N Tabletten und sanuvis von der Firma sanum. Ihre Ernährung sollte angepasst werden. „Die Säure ist die Mutter des Schmerzes" (Johann Abele). Bevorzugen Sie basische Lebensmittel und trinken Sie den Basentee nach Dr. Rau (siehe Kapitel Ernährung). Anwendungen wie Wickel mit Heilmitteln versehen ziehen die Säure- und Giftstoffe aus dem schmerzenden Gebiet und wirken somit stark schmerzlindernd. Ich rate zu Quarkwickeln (siehe Wissenswertes) im Wechsel mit Heublumenwickeln.

Stangerbäder sind bei dieser Erkrankung ebenso hilfreich.

Und nun noch ein kleiner Tipp, den ich selbst von einem Heilpraktiker erhalten habe und der funktioniert: Wickeln Sie 1 Stück Kernseife in ein Tuch und legen dies unter das Betttuch. Alle 2 Monate bitte auswechseln!

Einreibungen mit Serpalgin Salbe und Gelenköl nach Viehauser helfen auf jeden Fall (siehe Seite 116).

Fall 2

„Ich bin 56 Jahre alt, meine Schmerzen sind hauptsächlich im Rücken, mein Orthopäde sagte, es handle sich um die Diagnose Fibromyalgie. Früher waren die Schmerzen im ganzen Körper, aber diese wanderten. Aber jetzt tut mein ganzer Rücken von der Brustwirbelsäule bis zum Steiß dauerhaft weh. Mein Mann ist genauso hoffnungslos wie ich. Gibt es Hoffnung aus der Naturheilkunde?"

Entsäuern Sie Ihren Körper mit Entsäuerungsbädern 1x pro Woche (siehe Seite 117), stellen Sie Ihre Ernährung um und regen Sie außerdem Ihre Selbstheilungskräfte an (siehe Kapitel Selbstheilung).

Auch Heublumenkissen empfehle ich dringend. Zwischendurch kann man auch auf Kohlwickel umsteigen und nach einigen Wochen wieder Heublumenwickel anwenden.

Arnika-Auflagen sind auch sehr wohltuend (s. Seite 51).

Bedingt durch die Chronizität der Erkrankung wechselt man am besten mit den Auflagen ab.

Zusätzlich sollten Rheumatropfen N von CM und Neralgo Tropfen von CM zur Anwendung kommen. Die Einnahme erfolgt wie im Beipackzettel beschrieben.

Eine Mischung ätherischer Öle nach einer Rezeptur von Maria Kettenring half meinen Patienten ausgezeichnet.

50 ml Johanniskraut-Öl
50 ml Jojoba-Öl
10 Tr. Cajeput
10 Tr. Lavendel fein
2 Tr. Zeder

mehrfach pro Tag auftragen.

Gelenköl nach Viehauser kann zwischendurch zum Einsatz kommen, wegen der Chronizität der Erkrankung wechselt man auch hiermit am besten ab.

Bandscheibenvorfall

„Ich habe 2 Bandscheibenvorfälle in Höhe der Lendenwirbelsäule, Schmerztabletten, Antidepressiva und Krankengymnastik helfen nur bedingt. Auch die Halswirbelsäule ist nicht ganz in Ordnung, da gibt es kleine Vorfälle. Gibt es aus dem naturheilkundlichen Gebiet Hilfe?"

Die Entsäuerung ist sehr wichtig:

2x pro Tag 1 ML alkala-N Pulver in heißem Wasser auflösen
2x pro Tag 1 TL sanuvis
einnehmen.

Außerdem eine streng vegetarische Ernährung, ohne jegliches tierisches Eiweiß.

Injektionstherapie:

1 Amp. Traumeel
\+ 1 Amp. Neralgo-Rheum-Injeel
\+ 1 Amp. Lymphomyosot
\+ 1 Amp. Circulo Injeel
zusammen aufziehen, i.v. spritzen, täglich 3–4 Tage lang, danach 2x/Woche.

Oral:

Osteoheel-S Tabletten
\+ Zeel comp N Tabletten
beides täglich, nach Anweisung, über Monate.

– Es empfiehlt sich, auch mit der **Sanum-Therapie** zu behandeln, entweder zusätzlich oder im Wechsel:

– Notakehl D4
1 Kapsel 2x/Tag, 2 Wochen lang.

Anschließend:

Mucokehl D4 morgens 1 Kapsel
Nigersan D4 abends 1 Kapsel
über Monate.

Zusätzliche Verfahren

Diese habe ich in meiner Praxis sehr oft mit gutem Erfolg angewandt:

- **Vitamin-C Infusionen** laut Tabelle (siehe Seite 107).
- Gegen die Schmerzen und zur Entgiftung **Cantharidenbehandlung**, eventuell mehrfach alle 3 Wochen, oder
- **Blutegelbehandlung**, 3x/Woche, 2 Wochen lang, dann alle 4 Wochen 1x.
  Die Blutegel werden paravertebral gesetzt.
- Ebenso ist an **Quaddelung** mit Traumeel und Zeel Ampullen zu denken,
  diese werden auch paravertebral gequaddelt.

- **Injektion**

  Bei Schmerzen täglich:
  1 Ampulle Traumeel
  + 1 Ampulle Neralgo-Rhem-Injeel
  + 1 Ampulle notakehl D5
  + 1 Ampulle pefrakehl D6

- **Vitamin B** Präparate sind einen Versuch wert.

- Einreibungen mit Zeel + Traumeel Salbe; bei starken Schmerzen:
  Gelenköl nach F. Viehauser zur Anwendung bringen (s. Seite 116)

- Packungen oder Umschläge mit **altem Urin**. Alter Urin ist viel intensiver in der Wirkung. Alter Urin heißt: der Urin muß mindestens 4 Tage gesammelt sein. Man kann ihn in einem Tongefäß bedeckt sammeln. Einige Zeit einwirken lassen und dann abwaschen.

- Auch die **Serpalgin** Salbe kann zum Einsatz kommen, diese nimmt die Schmerzen auch gut.

- Bei **ganz starken Schmerzen** Serpalgin Ampullen trinken, 2 Ampullen pro Tag, oder i.m. spritzen.

Die Riesenzellarteriitis (Arteriitis temporalis)

Die Riesenzellarteriitis hat zwei klinische Erscheinungsformen, die Arteriitis temporalis und die Polymyalgia rheumatica. Beide Formen sind häufig assoziiert. Die Gefäßentzündung spielt sich häufig an der Arteria ophtalmica und Arteria centralis retinae sowie an der Schläfenarterie ab, bei der Polymyalgia rheumatica sind die Muskelschmerzen im Schultergürtel und Beckenbereich führend.

Fall 1

„Eine Patientin, 58 Jahre, kam mit oben genannter Diagnose zu mir in Behandlung. Cortison, hoch dosiert, und Metothrexat waren schon zum Einsatz gekommen, auch mehrere Klinikaufenthalte hatte sie hinter sich. Starke Kopfschmerzen, Sehstörungen, Schwindel, Müdigkeit, Schmerzen in der Muskulatur der unteren Extremitäten, Knieschmerzen und Schmerzen im Schultergürtel rechts waren die Symptome. In der Familienanamnese waren schwere Tuberkuloseerkrankungen, der Großvater starb an dieser Erkrankung."

Die entsprechende Nosode war Tuberculinum Koch. Ich wählte die Verdünnung D200 aus und wiederholte die Gaben alle 4 Wochen, 8x insgesamt.

An homöopathischen Einzelmitteln kam Gelsemium, Crotalus horridus und Calcium carbonicum zum Einsatz. Die Augensymptome besserten sich bald, auch die Kopfschmerzen und der Schwindel.

Wegen der Schmerzen in der Muskulatur kamen Ledum palustre, Rhus toxicodendron, Guajacum, Bryonia und Rhododendron zum Einsatz. Es dauerte 1 ½ Jahre bis die Patientin anhaltend beschwerdefrei war.

Fall 2

„Ich bin 63 Jahre und leide an einer Riesenzellarteriitis. Ich bin alleinstehend und habe in den Morgenstunden fast immer starke Kopfschmerzen und Sehstörungen. Ich habe oftmals Doppelbilder oder sehe alles völlig verschwommen, manchmal ist es auch ganz dunkel. Ich bleibe dann manchmal bis zu 2 Stunden liegen. Dann wird es oftmals innerhalb von 10 bis 15 Minuten besser bzw. gut.

Rheumatische Beschwerden plagen mich auch. Schmerzen in der linken Schulter sind fast immer vorhanden. Ostwind vertrage ich überhaupt nicht, Kälte tut mir insgesamt nicht gut. Nachts brauche ich 3 Decken, damit ich warm werde usw. Ich habe 15 kg Übergewicht. Können Sie mir helfen?"

Gegen die Doppelbilder und Sehstörungen lutschen Sie 3x pro Tag Gelsemium D6 jeweils 1 Tablette. Zusätzlich geben Sie bitte in jeden Augenwinkel morgens nach dem Erwachen 1 Tropfen mucokehl D3 Augentropfen und reiben die Schläfen beidseitig mit je 1 Tropfen mucokehl D5 ein. Bitte nur mit ganz leichtem Druck einreiben. Diesen Vorgang wiederholen Sie bitte nach ca. 2 Stunden nochmals.

Gegen Ihre Schulterschmerzen lutschen Sie bitte 1x pro Tag 3 Globuli Bryonia D30, ebenso 1x pro Tag 3 Globuli Dulcamara D30. Wenn Ihnen diese Arznei gut tut, dann können Sie an Tagen, wenn Sie der Kälte ausgesetzt waren Dulcamara D30 2x pro Tag einnehmen, ebenfalls je 3 Globuli.

An Schmerzmitteln empfehle ich Serpalgin Tropfen der Firma Horvi (siehe Seite 97), 3x pro Tag je 8 Tropfen, und Einreibungen mit Gelenköl nach Viehauser (siehe Seite 116) im Wechsel mit „Gelenkschmerzöl" nach Maria M. Kettenring

30 ml Johanniskraut-Öl
12 Tr. Latschenkiefer
5 Tr. Cajeput
3 Tr. Lavandin
2 Tr. Zeder

Gegen die Kälteempfindlichkeit nehmen Sie bitte die Nosode Tuberculinum Koch D200, 2 Globuli alle 4 Wochen, 4x insgesamt.

Und gegen das Übergewicht rate ich zum Morgenfasten. Bitte essen Sie von 18:00 Uhr abends bis 12:00 mittags am nächsten Tag nichts, trinken Sie nur Wasser, auch keine Fruchtsäfte. Halten Sie diese Fastenart ½ Jahr aus, dann können Sie auch 2 Tage pro Woche fasten (siehe Kapitel Fasten).

Fall 3

„Ich leide an einer Arteriitis temporalis aus dem rheumatischen Formenkreis. Ich weiß nicht mehr ein und aus. Ich habe linksseitig Kopfschmerzen. Ein Nagel durchbohrt meinen Kopf. Hilfe gibt's nirgends. Die Schmerzen kämen von der Halswirbelsäule, sagte mein Orthopäde, aber der Verlauf und die Untersuchungen bestätigten dies nicht. Der Schmerz ist punktförmig,

kreisrund. Ganz frei bin ich nie, ein Druck ist stets da. Meine Nierenwerte sind grenzwertig, Schmerztabletten helfen, wenn ich hohe Dosen nehme. Thomapyrin intens, 3 Tabletten pro Tag, das ist doch zu viel. Sie sind meine letzte Rettung."

Wenn Sie das Gefühl haben, ein Nagel durchbohrt Ihren Kopf, dann lutschen Sie 2x pro Tag jeweils 2 Globuli Thuja D30, 4 Wochen lang, anschließend 1x pro Tag, weitere 3 Wochen. Zusätzlich sollten Sie die Nosode Medorrhinum zum Einsatz bringen. Medorrhinum D200 sollte alle 6 Wochen Anwendung finden, und zwar jeweils 2 Globuli, 5x insgesamt.

Eventuelle Störfelder (entzündete Narben, chronisch vereiterte Nebenhöhlen bzw. vereiterte Zähne) müssen ausgeschaltet werden. Suchen Sie bitte unbedingt noch einen Neuraltherapeuten auf.

Vorübergehend wird Ihnen eine Mischung aus ätherischen Ölen helfen. Folgende Rezeptur stammt von Maria M. Kettenring:

10 ml Mandelöl
3 Tr. Pfefferminze
1 Tr. Neroli 10 %
2 Tr. Zitrone
Stirn und linke Schläfe damit einreiben.

Schulter-Arm-Syndrom, linksseitig

„Ich leide unter einer Arthrose im linken Schultergelenk, die von Zeit zu Zeit aktiv wird und starke Schmerzen bereitet. Mein Orthopäde gibt mir verschiedene entzündungshemmende Arzneien, welche nicht durchschlagend helfen und nur Nebenwirkungen haben. Können Sie mir aus der Homöopathie Arzneien empfehlen?"

Nehmen Sie Bryonia D30, 2x pro Tag je 3 Globuli und 3x pro Tag je 1 Tablette Phytolacca D6.

Außerdem können Serpalgin Tropfen und Serpalgin Salbe zur Anwendung kommen. Von den Tropfen können Sie 3x pro Tag je 10 Tropfen nehmen und die Salbe mehrfach zur Anwendung bringen (siehe Seite 97).

Bei ganz starken Schmerzen kann ein Ichthyol-Verband Linderung bringen (siehe Seite 117).

Heublumenauflagen sind sehr hilfreich und Gelenköl nach Viehauser. Damit hatte ich stets gute Erfahrung gemacht (siehe Seite 116 und Seite 49).

Und, wenn Sie trotzdem noch Beschwerden haben, dann planen Sie Blutegel ein (siehe S. 36). Ein Cantharidenpflaster hilft bei der Schulter nicht so zuverlässig wie die Blutegelbehandlung.

Entsäuerungsbäder sind als Grundlage auf jeden Fall nützlich und dringend angezeigt (siehe Seite 117). Sowohl gegen die akuten als auch chronischen Schmerzen ist die Entsäuerungstherapie mit alkala-N und sanuvis sowie die Ernährungsumstellung sehr zu raten.

Hyperurikämie

„Ich bin 53 Jahre alt, habe immer erhöhte Harnsäurewerte, sie schwanken zwischen 8–11 mg/dl. Gichtanfälle hatte ich noch nie. Mein Freund hat durch einen Heilpraktiker große Hilfe bekommen. Er hat den Stoffwechsel umgestellt, so hat er gesagt. Können Sie mir dahingehend helfen?"

Lutschen Sie 6 Wochen lang 3x am Tag je 1 Tablette Colchicum D6 im täglichen Wechsel mit 3x am Tag je 1 Tablette Bryonia D6, anschließend als Langzeittherapie Guajacum D2 und Restructa forte, ebenfalls im täglichen Wechsel. Guajacum D2 wird 3x pro Tag eingenommen, Restructa forte nach Anweisung. Diese Arzneien werden über 10 Wochen eingenommen, zwischendurch zusätzlich Iso-Gewebemittel Nr. 11 nach Anweisung.

Ganz wichtig ist die Ernährung, ich schlage vor: 1 Woche Wasserfasten, aber zusätzlich Basentee nach Dr Rau trinken, anschließend tierisch eiweißfrei essen und Verzicht auf jedes Getreide außer Hafer, Amaranth, Sesam und Buchweizen, sonst kein Brot essen! Alkoholverbot!

Als Langzeittherapie Lebertee nach Dr. Müller trinken (siehe Seite 118), am besten gemischt mit Nierentee (siehe Seite 118).

Was ich noch empfehle, ist Sport an der frischen Luft, mindestens 3x pro Woche aus sich schwitzen, besser täglich, wegen der Entsäuerung.

Entsäuerungs-Wannenbäder sind 2x pro Woche geraten (siehe Seite 117).

Eine Blutegelbehandlung hilft Ihnen. Bei Schmerzen 2x pro Woche 2 Blutegel auf das entzündete Gelenk setzen, 6 Wochen lang (siehe S. 36). Die Blutegeltherapie hilft nicht nur bei Schmerzen, sondern schützt vor Rückfällen.

Sehnenscheidenentzündung

„Ich leide an einer Sehnenscheidenentzündung, ich möchte keine Antiphlogistika wie Diclofenac und Ibuprofen mehr nehmen. Können Sie mir helfen?"

Injektionstherapie:
1 Amp. Notakehl D5
+ 1 Amp. Silicea Injeel
+ 1 Amp. Graphites Hom.
zusammen aufziehen, i.v. spritzen, 3 Tage lang täglich, dann 2x/Woche

Oral:

Traumeel Tropfen
+ Neuralgietropfen CM
im stündlichen Wechsel je 10 Tropfen, bei Besserung alle 2 Stunden.

Zusätzlich:

Bei **starken Schmerzen**:
2 Amp. Serpalgin (Horvi)
zusammen aufziehen, i.m. spritzen.

Weitere Verfahren:

- Weitere Therapie bei starken Schmerzen: Salbenverband mit **Ichthyol** pur oder Ichthyol 20%, in der Apotheke erhältlich, anlegen. Die Salbe wird messerrückendick aufgetragen, mit Watte bedeckt und mit einer Mullbinde umwickelt. Nach 24 Stunden wird der Verband entfernt und eventuell noch 1x wiederholt.
- Ausserdem bei Schmerzen als Ausleitungstherapie ein **Cantharidenpflaster** oder bei großflächigen Schmerzen **Baunscheidttismus** zur Anwendung bringen.
- Wenn die Schmerzen heftig und lange sind, dann kommt noch eine andere Möglichkeit in Frage, die sich sehr gut bewährt hat:

  Warme oder auch kalte Umschläge, je nachdem was besser tut, mit frischem Urin oder auch **Packungen mit altem Urin**. Alter Urin ist wegen des Ammoniakgehaltes viel intensiver in der Wirkung. Alter Urin heißt: der Urin muss mindestens 4 Tage alt sein. Mann kann ihn in einem Tongefäß bedeckt sammeln.

  Bei frischen Entzüngen wird kalt als angenehm empfunden, bei chronischen Entzündungen sind warme Umschläge oder Packungen anzuraten.
  Man kann dem Urin auch Heilerde zugeben.

Bursitis praepatellaris

„Bursitis praepatellaris so lautet meine Diagnose. Dass eine Schleimbeutelentzündung so weh tut, hätte ich mir nicht vorstellen können. Haben Sie etwas für mich gegen diese stechenden Schmerzen und zum Rückgang der Entzündung? Mein Knie ist feuerrot und verschwollen."

Ichthyol-Salbenverbände bieten sich an. Entweder Ichthyol pur, wenn die Apotheke Ihnen dieses Präparat besorgen kann, oder Ichthyol 20%, was immer vorrätig ist. Diese Salbe tragen Sie messerrückendick auf, decken diese mit Watte ab und wickeln eine Mullbinde drum herum. Der Verband bleibt ca. 24 Stunden an Ort und Stelle und kann noch 1x wiederholt werden.

Bei sehr starken Schmerzen bringen Sie Serpalgin Salbe zum Einsatz und machen Umschläge mit altem Urin vermischt mit Heilerde. Alter Urin ist durch den Ammoniakgehalt sehr, sehr wirksam. Der Urin muss mindestens 4 Tage alt sein und in einem Tongefäß bedeckt gesammelt sein.

Gegen die Schmerzen empfiehlt Maria M. Kettenring folgende Mischung ätherischer Öle:

30 ml Johanniskraut-Öl
12 Tr. Latschenkiefer
5 Tr. Cajeput
3 Tr. Lavandin
2 Tr. Zeder

Die betroffenen Stellen mit leichtem Druck einreiben und, wenn Wärme gut tut, hinterher warm halten.

Weitere Anwendungen, falls der Schmerz noch nicht ganz besiegt ist, sind ein Anlegen eines Cantharidenpflasters bzw. eine Blutegeltherapie. Diese Therapien entgiften und sind somit entzündungshemmend und schützen vor Rezidiven. Bei Fülletypen kommt meist eine Blutegelbehandlung an 1. Stelle, bei Leeretypen das Cantharidenpflaster.

Auch die Firma sanum hat 2 Präparate, welche stark entzündungshemmend sind und eingerieben werden. Diese sind notakehl D5 Tropfen und nigersan D5 Tropfen. Von jeder Arznei werden im Wechsel täglich 2x 5 Tropfen eingerieben (z. B. 8:00 notakehl D5, 11:00 nigersan D5, 16:00 notakehl D5, 21:00 nigersan D5).

Oral empfiehlt sich das Schmerzmittel der Firma Horvi: Serpalgin Tropfen 3x je 8 Tropfen pro Tag oder bei unerträglichen Schmerzen 2 Ampullen Serpalgin trinken.

Homöopathisch empfehle ich gegen die Entzündung Apis mellifica D4, 4x 1 Tablette pro Tag, 1 Woche lang, dann 3x 1 Tablette pro Tag, 4–6 Wochen lang, je nach Verlauf.

Nach 10 Tagen der Apis Einnahme geht es weiter mit zusätzlich Arthrokelan „A“ D6 von sanum, täglich 6 Tropfen in die Ellenbeuge einreiben, über 2 Monate.

Facialisparese

„Ich frage Sie einfach, ohne sicher zu wissen, ob die Facialisparese eine rheumatische Angelegenheit ist. Ich bekomme nirgends Hilfe. Ich war gerade mal von einer Grippe genesen und kaltem Nord-Ost-Wind ausgesetzt und in der Nacht war mein Gesicht schon schief. Meine Mutter litt auch an einer Facialisparese. Sie bekam von einem Heilpraktiker große Hilfe. Ich kann sie nicht mehr fragen was ihr geholfen hat, sie lebt nicht mehr. Können Sie mir helfen?"

Zunächst **Vitamin B12** hoch dosiert, entweder Vitamin B Komplex von sanum oder Vitamin B12 + Folsäure von Hevert oder andere Vitamin B Präparate i.m. spritzen, täglich 1x, bei Besserung seltener.

Zusätzlich Injektionstherapie:

1 Amp. Gelsemium Injeel

wenn die Parese **nach einer Grippe** kommt, *zusätzlich*:
1 Amp. Gripppe-Nosode Injeel
zusammen aufziehen, i.v. spritzen; alle 2 Tage, 5x insgesamt.

Oral:

Causticum D6
\+ Belladonna D6
im täglichen Wechsel, 4x 1 Tablette/Tag, bis Besserung eintritt, dann 3x 1 Tablette/Tag, insgesamt 4 Wochen lang.

Weitere Verfahren:

- Falls weitere Therapien nötig sind, dann 3x im Abstand von 3 Tagen 2 **Blutegel** ans Mastoid setzen. Die Blutegel-Therapie ist ab Seite 36 erläutert.
- Ebenfalls kann man die **Horvi-Enzym-Therapie** einsetzen.

  Injektionen:

  Horvi-Enzym-Crotalus forte
  \+ Horvi-Enzym-Bitis forte
  je 2 ml gleichzeitig, **getrennt**, i.m. oder tief s.c. injizieren, wobei dem Crotalus forte je 1 ml Horvi-Curare 5 beigemischt werden sollte.

Orale Medikationen:

Horvi-Enzym-Psy 4 comp. 2
+ Horvi-Nukleozym comp. 2
3x tägl. je 8 Tropfen im Abstand von ca. 5 bis 10 Minuten perlingual, vor dem Essen. Alle Tropfen mindestens 1 Minute im Mund behalten!

Horvi-Enzym-Crotalus forte liq.
+ Horvi-Enzym-Bitis forte liq.
an injektionsfreien Tagen, 3x tägl. je 8 Tropfen, im Abstand von ca. 5 bis 10 Minuten perlingual, einige Zeit nach dem Essen, wobei dem Crotalus forte jeweils 8 Tropfen Horvi-Curare 5 liq. beigemischt werden sollten.

Lokale Therapie:

Horvi-Enzym-Crotalus-Salbe
+ Horvi-Enzym-Serpalgin-Salbe
im täglichen Wechsel, 3x täglich die betroffenen Gesichtshälften einreiben.

Diese Rezeptur stammt aus dem Horvi-Enzym-Rezeptierbuch.

Arthrose

Die Ursache der Arthrose ist unbekannt. Der Gelenkknorpel ist bei dieser rheumatischen Erkrankung abgerieben, mehr oder weniger. Das Knochengewebe sklerosiert an dieser Stelle. Und an den Gelenkrändern finden sich Knochenwucherungen.

Gonarthrose

„Mein Arzt spricht von einer aktivierten Gonarthrose, welche mich immer wieder plagt. Die Schmerzen sind zeitweise unerträglich. Das Knie ist geschollen, rot, heiß. Gibt es aus der Naturheilkunde Hilfe?“

Ich rate zunächst zu einem Zahnarztbesuch, tote, wurzelgefüllte Zähne müssen gezogen werden, Amalgamfüllungen sollen entfernt werden, falls dies der Fall bei Ihnen ist, ebenso Eiterherde. Weiterhin muss die Säure aus dem schmerzenden Gelenk ausgeleitet werden, denn „Säure ist die Mutter des Schmerzes" (Johann Abele). Hier kommen eine Cantharidenbehandlung bzw. Blutegeltherapie in Frage. Dies muss Ihr Heilpraktiker entscheiden.

Einreibungen mit Gelenköl nach Viehauser, Aconit Schmerzöl, Serpalgin Salbe und ein Salbenverband mit Ichthyol pur bis 20 % ist sehr erfolgreich (siehe Seite 116, 97, 117).

Als Schmerzmittel, welches nicht unterdrückend wirkt, empfehle ich Serpalgin Tropfen, 3x je 8 Tropfen von der Firma Horvi (siehe Seite 97).

Rhizarthrose, aktiviert

„Meine Rhizarthrose macht mir von Zeit zu Zeit Kummer, mein Arzt sagt, es handelt sich um eine aktivierte Rhizarthrose. Die Schmerzen im Daumengrundgelenk sind dann sehr heftig. Schmerztabletten möchte ich ganz wenig nehmen. Gibt es eine schmerzstillende Substanz aus dem Naturbereich?"

Es gibt verschiedene Möglichkeiten, die aktivierte Rhizarthrose zur Ruhe zu bringen.

1. Einreibungen mit Gelenköl nach Viehauser (siehe Seite 116) oder mit Serpalgin Salbe
2. Handbäder mit alkala-N Pulver in heißem Wasser und sanuvis Tropfen oral, 2 TL pro Tag, sind zu empfehlen.
3. Bei anhaltenden Schmerzen ist ein Ichthyol-Verband empfehlenswert (siehe Seite 117).
4. Die Behandlung mit 1–2 Blutegeln hilft sehr, sehr gut (siehe S. 36).
5. Als weitere Ausleitungstherapie, welche die Schmerzen ursächlich beruhigt, kommt eine Cantharidenbehandlung in Frage (siehe S. 41).

Und auch an die Heublumenkissen möchte ich in diesem Zusammenhang erinnern, sie helfen immer bei Gelenkbeschwerden (siehe S. 49).

Schulter-Arm-Syndrom, rechts

„Bei mir liegt eine Arthose in der rechten Schulter vor. Was kann ich gegen den akuten Schmerz tun?

Bei einer Schulterentzündung rechts rate ich zu einer Kur über 4 Wochen: Phytolacca D30, 2–3x pro Tag je 2 Globuli, bzw. 1 Tablette, und zusätzlich zu Sanguinaria D6, 3x pro Tag je 1 Tablette. Serpalgin Tropfen der Firma Horvi-Chemie können zusätzlich eingesetzt werden, auch Serpalgin Salbe kann mehrfach pro Tag eingerieben werden. Gelenköl nach Viehauser (s. Seite 116) hilft auch sehr gut, ebenso Aconit Schmerzöl.

Bei ganz starken Schmerzen kann ein Ichthyol Verband häufig Linderung bringen (siehe Seite 117).

Heublumenauflagen und eine Blutegelbehandlung machen mit Sicherheit schmerzfrei (s. Seite 49).

Gesichtsnervenentzündung, atypisch

„Meine Diagnose lautet: atypische Gesichtsnervenentzündung, linke Gesichtshälfte. Der Schmerz spitzt sich manchmal ganz massiv zu, meist nachts, und wenn ich am Tag viel Wind abgekriegt habe, hauptsächlich, wenn der Wind kalt war (Nord-Ost-Wind). Es handelt sich bei mir fast immer um einen Brennschmerz. Ich vertrage die Schmerzmittel sehr schlecht, weil ich diese so hochdosiert nehmen muss. Haben Sie Hilfe für mich?"

Gegen die starken Schmerzen rate ich Ihnen 2 Ampullen Serpalgin von der Firma Horvi zu trinken (siehe Seite 97). Über dem Schmerzgebiet sollten Sie Aconit Schmerzöl einreiben. Wenn dies nicht ausreicht, dann versuchen Sie es mit Serpalgin Salbe oder Gelenköl nach Viehauser (siehe Seite 116).

Oral sollte Aconitum napellus D30 zum Einsatz kommen, 2x pro Tag je 3 Globuli, zusätzlich Gelsemium D6, 3x pro Tag je 1 Tablette.

Wenn der Schmerz nachlässt, lutschen Sie nur noch Aconit D30 Globuli, 2x pro Tag über 4 Wochen, um einen Rückfall zu vermeiden.

Pfarrer Kneipp empfiehlt Heublumenauflagen bis der akute Schmerz nachlässt, anschließend Essigwasserauflagen. Auch Salzwickel helfen sehr gut.

Und von Maria M. Kettenring gibt es eine Rezeptur gegen Gesichtsnervenentzündung, es ist ein Gesichtsnervenöl, welches ich in meiner Praxis mit bestem Erfolg eingesetzt habe.

30 ml Jojobaöl
20 ml Sesamöl
6 Tr. Cajeput
4 Tr. Lavendel fein
1 Tr. Palmarosa
mehrfach pro Tag einreiben.

Wenn dies alles nicht ausreicht, dann kommt die Neuraltherapie nach Huneke in Frage (siehe Seite 103).

Hüftgelenk, Schmerzen nach OP

„Ich bin 91 Jahre alt und habe auf der linken Seite ein neues Hüftgelenk bekommen. Es war vor 4 Monaten. Die schlimmen Schmerzen sind weg, aber bei bestimmten Bewegungen überraschen mich plötzlich einschießende Schmerzen, dass ich fast falle. Ein Dauerschmerz in den Weichteilen des linken Oberschenkels plagt mich auch noch. Schmerztabletten brauche ich keine mehr, aber es ist noch nicht in Ordnung. Musaril wollte mir mein Orthopäde geben, aber er nahm dann doch Abstand auf Grund meines hohen Alters. Die Nebenwirkungen dieses Präparats sind Schwindel und Kopfschmerzen. Er hat mir Physiotherapie verordnet. Die hilft nicht weiter. Haben Sie eine Arznei ohne Nebenwirkungen für mich?"

Ja, bitte lutschen Sie 2x pro Tag je 3 Globuli Arnica D30 bis zur Besserung, dann seltener (2x pro Woche, dann 1x pro Woche). Zur akuten Schmerzbekämpfung, was den einschießenden Schmerz betrifft, empfehle ich Phytolacca D4, 3x pro Tag je 1 Tablette. Homöopathische Arzneien werden immer gelutscht. Wenn die Beschwerden sich gebessert haben, dann nehmen Sie die Arzneien noch 2 weitere Wochen weiter und setzen diese dann erst ab.

Zustand nach Hüftgelenk-OP, rechts

„Meine rechte Hüfte ist erneuert worden. Ich bin 61 Jahre. Es ist jetzt 10 Wochen her und ich benötige noch eine Gehhilfe. Meine Schmerzen sind muskulär. Ich will diese Bewegungseinschränkung weg haben. Gibt es etwas aus dem naturheilkundlichen Bereich? Ich weiß, ich bin ungeduldig, aber in meinem Bekanntenkreis gibt es 2 Personen etwa in meinem Alter, welche sich noch schneller erholt haben. Danke für Ihr Verständnis. Ich will doch so schnell wie möglich wieder Auto fahren."

Lutschen Sie 2x pro Tag je 3 Globuli Arnica D30 über 5 Wochen und in der ersten Woche noch 2x pro Tag je 3 Globuli Hypericum D30.

Ich rate Ihnen zusätzlich noch zu Arnika-Auflagen bzw. -Wickel (siehe Seite 51).

Schlaflosigkeit bei Fibromyalgien

„Wenn ich meine rheumatischen Schmerzen habe, kann ich selbst nach Einnahme einer Schmerztablette (Aspirin 500 mg), welche mir wirklich hilft, trotzdem nicht einschlafen. Gibt es eine Schlafhilfe? Die Schlaflosigkeit ist genauso störend wie die Schmerzen."

Wenn Sie das Gefühl haben, Sie sind hellwach, aufgedreht, wie wenn Sie Kaffee getrunken hätten, dann lutschen Sie 1 Tablette Coffea D30. Wenn Sie erschöpft sind und gleichzeitig nervös, dann versuchen Sie es mit Valeriana D30, 1 Tablette lutschen.

An Fertigpräparaten kommen Baldriparan stark und Lasea in Frage.

Auch die Firma sanum hat empfehlenswerte Arzneien auf biologischer Basis:

1. Leptospermusan Tropfen. Diese Tropfen werden aus der Rinde und den Blättern des wildwachsenden Strauches Leptospermum scoparium zubereitet.
2. Mucedokehl D5 in Tropfenform. Es wird aus dem Pilz Mucor mucedo gewonnen und hilft bei Schlafstörungen hervorragend. Die Einnahme erfolgt nach Anweisung.

sanum-Präparate: (siehe Seite 109)

Wenn Ihre Gedanken nachts stets um ein bestimmtes Problem kreisen, dann reiben Sie von der Stock-Bottle der Bachblüte White Chestnut auf jede Schläfe 1 Tropfen und auch auf die Stirn 1 Tropfen, aber mit ganz leichtem Druck. Wenn Sie aufwachen, dann wiederholen Sie diesen Vorgang.

Lassen Sie sich zusätzlich von Ihrem Heilpraktiker Ihre persönlichen Bachblüten zusammenstellen.

Arthritis psoriatica

Von den Patienten, die an Schuppenflechte leiden, erkranken $\frac{1}{4}$ – $\frac{1}{3}$ an Arthritis psoriatica. Es sind oftmals die Wirbelsäulengelenke betroffen, manchmal auch die Fingergelenke, die Zehengelenke und die dazugehörigen Sehnen. Die Großen Gelenke sind oftmals frei. Die Krankheit verläuft in Schüben.

„Ich leide an einer Schuppenflechte auf dem behaarten Kopf. 15 Jahre hatte ich keinerlei Gelenkprobleme, aber dann habe ich mich einer Lichttherapie unterzogen, die Herde wurden besser, aber nach 3 Wochen bekam ich Gelenkprobleme. Meine Finger sind in den Endgelenken beidseitig geschwollen und schmerzen. Können Sie mir naturheilkundlich oder homöopathisch helfen?"

Dass Patienten nach einer Lichttherapie Gelenkprobleme entwickeln, erlebe ich immer wieder. Eine Psoriasis sollte ausschließlich homöopathisch behandelt werden. Und das führende Miasma muss berücksichtigt werden, was die Mittelwahl betrifft. Die Selbstheilung kommt in Gang, die Haut wird besser und Gelenkprobleme habe ich unter der homöopathischen Behandlung noch nie erlebt, es sei denn, die Patienten brachten diese schon mit.

Vertrauen Sie sich einem Einzelmittelhomöopathen an, welcher miasmatisch arbeitet. Er sucht für Sie das zugehörige Konstitutionsmittel und die passende Erbnosode, dann werden die Gewichtsprobleme wieder verschwinden.

Trigeminusneuralgie

„Ich leide an einer chronischen Trigeminusneuralgie, die Schmerzen spitzen sich oftmals massiv zu, ich könnte schreien, meist ist die Ursache Zugluft, welche ich nicht vertrage. Ich möchte keine chemischen Schmerzmittel mehr, gibt es eine andere Hilfe?"

Wenn der Schmerz plötzlich auftritt, meist nachts, dann lutschen Sie 1 Tablette Aconitum napellus D30, bzw. 3 Globuli oder 5 Tropfen, und wiederholen dies bei Bedarf nochmals.

Serpalgin Tropfen von der Firma Horvi-Chemie können zusätzlich zum Einsatz kommen. Im Anfall werden 10 Tropfen auf die Zunge gegeben. Es empfiehlt sich die Horvi-Enzym-Serpalgin Salbe im Schmerzgebiet aufzutragen, am besten 2–3x pro Tag.

Aconit-Schmerzöl können Sie 3x pro Tag einreiben, außerdem Johanniskrautöl und Heublumenanwendungen (Auflagen) sind sehr empfehlenswert.

Maria Kettenring empfiehlt folgendes Gesichtsnervenöl:
30 ml Jojobaöl
20 ml Sesamöl
6 Tr. Cajeput
4 Tr. Lavendel fein

1 Tr. Palmarosa
mehrfach am Tag einreiben.

Neuraltherapie und Akupunktur sind oftmals unerlässlich. Auch ein Cantharidenpflaster bzw. 2 Blutegel sind manchmal die letzte Rettung. Sowohl das kleine Pflaster als auch die Tierchen werden am Mastoid hinter dem Ohr angelegt bzw. aufgesetzt (siehe Seite 36).

Ich nehme an, dass Ihr Gebiss saniert ist, ansonsten lassen Sie Ihre toten, wurzelgefüllten Zähne ziehen. Eiterherde müssen auch entfernt werden, ebenso Amalgamfüllungen.

Die Firma Horvi empfiehlt folgende Injektionen:

Horvi Ammodytes forte
+ Horvi Serpalgin
Montags, mittwochs, freitags je 2 ml gleichzeitig, getrennt i.m. injizieren.

Orale Medikation:

Horvi Nucleozym comp2
+ Horvi Enzym Psy4
3x pro Tag je 8 Tropfen im Abstand von 5–10 Minuten vor dem Essen auf die Zunge geben, 1 Minute oder länger im Mund behalten.

Zusätzlich an injektionsfreien Tagen: Horvi Enzym Ammodytes forte liq.
+ Horvi Enzym Serpalgin liq.
3x pro Tag je 8 Tropfen nach dem Essen auf die Zunge geben.

Halswirbelsyndrom

„Ich vertrage keine Kältereize, weder im Freien noch in den Räumen. Wenn ich kaltem Ostwind auch nur ganz kurz ausgesetzt bin und warm angezogen, bekomme ich einen sogenannten Schiefhals, starke Schmerzen mitunter, welche von der Halswirbelsäule bis in den Arm ausstrahlen. Auch in den Räumen darf keinerlei Zugluft sein, die Sitzmöbel aus Leder vertrage ich nicht, ich muss immer eine Decke parat haben. 2–3x pro Woche schlucke ich Aspirin 500 mg, mein Magen macht zur Zeit nicht mehr mit. Der Orthopäde

sprach von einer leichten Arthrose der Halswirbelsäule. Können Sie mir eine Arznei gegegen diese Kälteallergie geben?"

Wenn Sie der Kälte ausgesetzt werden, dann lutschen Sie 2x pro Tag:
Bryonia D30 Gelsemium D30 Dulcamara D30
je 2 Globuli über den Tag verteilt
2 Globuli Dulcamara D30 können Sie abends nach einigen Stunden nochmals wiederholen.

Ansonsten rate ich Ihnen stets ein dünnes Wolltuch umzubinden oder eine Wärmeauflage aus der Apotheke griffbereit zu haben, immer wenn Sie der Kälte ausgesetzt sind. Allerdings, schwitzen sollten Sie nicht.

Gelenköl nach Viehauser (siehe Seite 116) hilft auch immer zuverlässig, ebenso das Schmerzöl nach Maria M. Kettenring:

50 ml Johanniskrautöl
10 Tr. Cajeput
10 Tr. Manuka
5 Tr. Lavandin
5 Tr. Palmarosa
3 Tr. Zeder
mit leichtem Druck mit dem Gelenköl nach Viehauser im Wechsel einreiben, mehrfach am Tag oder bei Bedarf.

Lumbalgie, chronisch

„Mein Hausarzt spricht bei meinen immer wieder auftretenden Rückenschmerzen von einer chronischen Lumbalgie. Ich habe dann mal einen Heilpraktiker aufgesucht. Er sagt, ich sei stark übersäuert. Können Sie helfen, dass ich nicht so viele Schmerzen aushalten muss? Ich bin erst 50 Jahre und in meinen Bewegungen im Alltag stark eingeschränkt."

Sie sollten zur Entsäuerung alkala-N Tabletten und sanuvis einnehmen (Firma sanum). Ihre Ernährung muss umgestellt werden. Die Säure muss ausgeleitet werden. Im Kapitel Ernährung gibt es gute Tipps, was die Ernährungsumstellung betrifft. „Die Säure ist die Mutter des Schmerzes" (Johann Abele). Es kann sein, dass die Schmerzen dann nicht mehr auftreten. Sollten diese dann doch wiederkehren, dann sind folgende Anwendungen sinnvoll.

Eine Blutegeltherapie leitet die Säure aus und der Schmerz verschwindet oft schon nach der 1. Behandlung (siehe Seite 36).

Eine zweite Anwendung ist das Anlegen eines Cantharidenpflasters, auch bei dieser Therapie wird der Körper stark entsäuert. Ich rate zunächst zur Blutegeltherapie, da bei der Cantharidenbehandlung eine leichte Hautverfärbung zurückbleiben kann. Sie können, wenn die Schmerzen hartnäckig sind, auch beide Anwendungen nacheinander zum Einsatz bringen (siehe Seite 41).

Maria Kettenring empfiehlt folgende Mischung ätherischer Öle:
50 ml Johanniskraut-Öl
50 ml Jojoba-Öl
10 Tr. Cajeput
10 Tr. Lavendel fein
2 Tr. Zeder
mehrfach pro Tag einreiben.

Gelenköl nach Viehauser (siehe Seite 116) ist auch eine große Hilfe. Zusätzlich sind Heublumenwickel zu empfehlen.

Ischialgie

„Von Zeit zu Zeit habe ich Schmerzen im Verlauf des Nervus ischiadicus. Mein Arzt konnte im Röntgenbild der Wirbelsäule nicht Auffälliges sehen."

Ein Zahnarztbesuch ist unbedingt zu raten, Ihr Gebiss soll in Ordnung sein, tote, wurzelgefüllte Zähne und Eiterherde müssen, falls vorhanden, entfernt werden.

Die Entsäuerungsbäder (siehe Seite 117) sind ganz wichtig, außerdem die Entsäuerung mit alkala-N Tabletten und sanuvis Tropfen.

Bei chronischem Verlauf ist eine Ernährungsumstellung erforderlich (siehe 25).

Reiben Sie Gelenköl nach Viehauser (siehe Seite 116) ein und bringen Sie Gnaphalium Pentarkan nach Anweisung zur Anwendung. Serpalgin Tropfen von der Firma Horvi-Chemie helfen dabei sehr gut, diese Tropfen sind ein Schmerzmittel aus der Naturheilkunde.

Bei Fortdauer der Beschwerden lutschen Sie 4x pro Tag je 1 Tablette Phytolacca D4 und reiben mit Aconit Schmerzöl ein, Dauer ca. 4 Wochen.

Harald Krebs empfiehlt zur Umstimmung eine Eigenbluttherapie, welche ich mit gutem Erfolg eingesetzt habe. Alle 5 Tage wird Eigenblut in steigender Dosierung zunächst subkutan, dann intramuskulär injiziert.

1 Ampulle Rheuma-Pasc. Injektionslösung, immer zuzüglich:
1. Injektion 0,2 ml EB
2. Injektion 0,3 ml EB
3. Injektion 0,5 ml EB
4. Injektion 1,0 ml EB
5. Injektion 1,5 ml EB
6. Injektion 2,0 ml EB
7. Injektion 2,5 ml EB
8. Injektion 3,0 ml EB

Hüftgelenksnekrose, Patient 91 Jahre

„Mein Vater ist 91 Jahre alt, er ist gesund was Herz und Kreislauf betrifft, eine OP soll stattfinden, ein neues Hüftgelenk links ist vorgesehen, da die Schmerzen unerträglich sind und mein Vater, welcher bisher noch nie eine Schmerztablette genommen hat, nimmt die Höchstdosis von Thomapyrin intens. Wir haben Angst, dass er nach der OP nicht derselbe ist wie vorher, was eventuelle OP-Folgen betrifft (Gedächtnis, Konzentration etc.). Haben Sie Erfahrung?"

Sollten sich irgendwelche Probleme wie Kopfschmerzen oder Konzentrationsstörungen bzw. Verwirrung einstellen, dann geben Sie ihm täglich 2 Globuli Phosphorus D30 bis zur Besserung bzw. Beschwerdefreiheit.

Schulter-Nacken-Schmerz

„Ich habe rechtsseitig oberhalb des Schulterblätter seit Monaten einen ziehenden, manchmal auch stechenden Schmerz. Die schmerzende Stelle ist kreisrund und hat einen Durchmesser von etwa 10 cm. Meine Freundin hat gemeint, ich sei zu jung für chronische Schmerzen. Ich bin 45 Jahre alt. Im Ort bei uns ist ein Heilpraktiker, welcher schröpft. Er hat schon vielen Leuten mit Schmerzen geholfen. Soll ich mich auch mal schröpfen lassen?"

Auf jeden Fall, besprechen Sie mit Ihrem Heilpraktiker ob er blutig oder unblutig schröpfen will. Sollte der Schmerz nicht weichen, dann kommt entweder eine Blutegeltherapie in Frage oder eine Cantharidenbehandlung. Dies sind alles ausleitende Methoden, bei Fülletypen kommt die Blutegeltherapie in Frage, welche bei Schulterbeschwerden zuverlässiger hilft als die Cantharidenbehandlung. Die Säure und die Giftstoffe werden in diesem Gebiet ausgeleitet, die Blutegel geben außerdem viele Stoffe ab, welche heilend sind, und das Gebiet gut durchbluten. Die Energie kann wieder fließen. Die Selbstheilungskräfte kommen in Gang und die Blutegelbehandlung schützt vor Rückfällen.

Hüftkopfnekrose

„Ich bitte um Hilfe, meine Schmerzen sind unerträglich, es handelt sich um eine Hüftkopfnekrose, die Operation ist nicht aufzuschieben, in 6 Wochen habe ich einen Operationstermin. Den Dauerschmerz kann ich mit Schmerztabletten und -tropfen etwas erträglicher machen, aber so etwa 3–4x pro Tag schießt ein Schmerz, lanzierend wie ein elektrischer Stoß durch meinen Oberschenkel, ich bin schon 2x gefallen. Diese einschießenden Stiche kommen plötzlich, ich kann nicht einmal sagen ob morgens oder mittags die schlechtere Zeit ist, nachts ist Ruhe. Können Sie mir etwas raten gegen diese Schmerzart? Bis jetzt hilft mir nichts von den üblichen Schmerzmitteln wie Novalgin, Aspirin 500 mg oder Thomapyrin intensiv."

Ja, dagegen habe ich eine sehr gute Arznei. Phytolacca D30 sollten Sie 2–3x pro Tag zur Anwendung bringen, jeweils 3 Globuli. Sie können die Globuli morgens und abends lutschen oder auch im Abstand von 2 Stunden.

Hexenschuss

„Meine Diagnose heißt Hexenschuss, der nach Anstrengung immer mal wieder kommt. Haben Sie etwas gegen die schlimmen Schmerzen zu Beginn?"

Lutschen Sie abwechselnd im stündlichen Abstand Phytolacca D4 und Rhus toxicodendron D4 solange bis der heftige Schmerz nachlässt, reiben Sie mit Serpalgin Salbe ein und bitten Sie Ihren Hausarzt um eine Injektion von 2 Ampullen Serpalgin. Die 2 Ampullen werden zusammen aufgezogen und intramuskulär gespritzt (siehe Seite 97). Auch ein Entsäuerungsbad tut gut (siehe Seite 117).

Sollte sich der Hexenschuss öfter melden, dann muss an eine längerfristige Entsäuerungstherapie gedacht werden. Die Einnahme von alkala-N und sanuvis (Firma sanum) (siehe Seite 109) ist nötig und eventuell eine Ernährungsumstellung (siehe Seite 25).

Basentee nach Dr. Rau sollte getrunken werden (siehe Seite 117).

Maria Kettenring empfiehlt sowohl für den akuten als auch chronischen Schmerzzustand ein Rückenwohl-Öl:

50 ml Johanniskraut-Öl
50 ml Jojoba-Öl
10 Tr. Cajeput
10 Tr. Lavendel fein
2 Tr. Zeder
mehrfach pro Tag auftragen.

Mit dem Gelenköl nach Viehauser habe ich beste Erfahrung gemacht, am besten wechseln Sie die Öle ab (siehe Seite 116).

Osteoporose

„Ich bin 70 Jahre alt und leide an Osteoporose. Bei meiner Mutter kam es mehrfach zu Knochenbrüchen. Calcium und Vitamin D nehme ich genügend zu mir. Ich esse genügend Brokkoli, Grünkohl und Weißkraut. Nahrungsergänzung habe ich auch von meinem Arzt bekommen. Ich habe wie meine Mutter einen sogenannten Witwenbuckel. Gibt es aus der Homöopathie weitere Hilfe?"

Lutschen Sie bitte 2 Globuli Tuberculinum GT D200 und wiederholen dies alle 8 Wochen, 3x insgesamt. Außerdem sollten Sie Calcium fluoratum D30 täglich 2 Globuli lutschen und zwar 4 Wochen lang, dazu Strontium carbonicum D6, 3x pro Tag je 1 Tablette, 6 Wochen lang.

Gegen die Schmerzen empfehle ich Serpalgin Tropfen (Firma Horvi, siehe Seite 97), 3x je 8 Tropfen pro Tag. Einreibungen mit Gelenköl nach Viehauser empfehle ich und wechseln Sie dieses mit noch 2 weiteren ätherischen Ölmischungen ab.

1. Rezeptur:
30 ml Mandelöl
12 Tr. Latschenkiefer
einmassieren im Wechsel mit:

2. Rezeptur:
Mischung für eine 100 ml Braunglas Flasche

50 ml Johanniskrautöl
50 ml Jojoba Öl
10 Tr. Cajeput
10 Tr. Lavendel fein
2 Tr. Zeder

Sacht die betroffenen Rückenstellen einreiben.

Diese beiden Rezepturen stammen von Maria M. Kettenring (Buch: Hausapotheke – Ätherische Öle). Diese Öle waren bei mir jahrelang mit bestem Erfolg im Einsatz.

Wenn der Ischiasnerv oder auch die Intercostalnerven, ausgelöst durch die Osteoporose, schmerzen, dann lutschen Sie Hypericum D30, bei Bedarf 3 Globuli. Sie können dies 2–3x pro Tag, je 3 Globuli, wiederholen, wenn der Nervenschmerz Sie sehr plagt.

Weitere Verfahren:

Im Schmerzbereich paravertebral 8–10 Schröpfköpfe aufsetzen, bitte trocken schröpfen, 1x pro Woche, 6x insgesamt. Bei starken Schmerzen zusätzlich im Wechsel mit dem Schröpfen eine Cantharidenbehandlung, nach 20 Tagen kann erneut ein Pflaster angelegt werden. Anschließend dann zur Entgiftung und als Vorsorge 1x pro Monat im Wechsel mit den Schröpfköpfen. Packungen, Auflagen mit Heilerde und altem Urin vermischt helfen ausgezeichnet. Der Urin muss mindestens 4 Tage in einem Tongefäß gesammelt sein.

Polyarthrose der Finger

„Ich bin 62 Jahre alt und leide an einer Polyarthrose der Finger, meine Fingergelenke sind oft ganz geschwollen und heiß. In diesem Zustand schmerzen sie am meisten, die schlechteste Zeit sind die Morgenstunden direkt nach dem Erwachen. Gibt es Hilfe, Schmerzmittel aus der Naturheilkunde oder vielleicht entzündungshemmende Mittel? Ich wäre Ihnen sehr dankbar."

Gegen die Schmerzen empfehle ich Ihnen Einreibungen mit Serpalgin Salbe, außerdem nehmen Sie 3x pro Tag je 8 Tropfen Serpalgin Tropfen (siehe Seite 97). Wenn die Finger heiß sind, machen Sie mehrfach am Tag Quarkumschläge, diese kühlen. Gelenköl nach Viehauser hilft immer (siehe Seite 116). Wenn die Finger schmerzen und Sie haben das Gefühl, dass Kälte nicht gut tut, dann machen Sie Finger-Handbäder.

Hyperurikämie, akuter Gichtanfall

„Ich frage für meinen Vater, er hat 2–3x pro Jahr akute Gichtanfälle. Die große Zehe ist blaurot geschwollen. Die Schmerzen sind unerträglich. Mein Vater ist 78 Jahre, er lebt allein, die Diätfehler sind unvermeidbar. Haben

Sie ein Schmerzmittel gegen ganz akute Schmerzen? Wie kann man ihm helfen?"

Ihr Vater soll 2 Ampullen Serpalgin von der Firma Horvi-Chemie trinken (siehe Seite 97), auf die entzündete Zehe eine Heublumenauflage geben (siehe Seite 49) oder Gelenköl nach Viehauser einreiben (siehe Seite 116).

Eine Injektion, welche ein Heilpraktiker oder auch der Hausarzt spritzen sollte, ist:

1 Ampulle Traumeel
1 Ampulle Neralgo-Rhem-Injeel
2 Ampullen notakehl D5
einmalig spritzen, hilft sehr zuverlässig und schnell.

In akuten Fällen hilft ein Fußbad mit Ascorbinsäurepulver, d. h. eine kleine Tasse auf ein Fußbad, 2x pro Tag.

Zusätzlich soll er Bryonia D6 und Colchicum D6 im täglichen Wechsel, je 4x pro Tag je 1 Tablette lutschen, 1 Woche lang, dann 3x pro Tag je 1 Tablette, weitere 5 Wochen lang.

Maria Kettenring empfiehlt folgendes Schmerzöl:
50 ml Johanniskraut-Öl
10 Tr. Cajeput
10 Tr. Manuka
5 Tr. Lavendin
5 Tr. Palmarosa
3 Tr. Zeder
mehrfach pro Tag einreiben.

Die Heublumenauflagen und das Gelenköl nach Viehauser sind beides aus der Apotheke zu beziehen.

Umschläge mit alkala-N (sanum) haben sich sehr gut bewährt. Die Säure wird auf diese Weise ausgeleitet.

Epicondylitis, Tennisarm

„Epicondylitis ist meine Diagnose ich habe meinen Arm schon ruhig gestellt bekommen, jede Menge entzündungshemmende Arzneien kam zum Einsatz, aber dies hat alles nur bedingt geholfen. Vor 1 Jahr ging es mir genauso. Aber diesmal ist es noch langwieriger. Ich will mal was anderes ausprobieren. Gibt es aus der Naturheilkunde oder Homöopathie Hilfe?"

Injektionstherapie:

1 Amp. Notakehl D5
\+ 1 Amp. Traumeel
\+ 1 Amp. Neralgo-Rheum-Injeel
zusammen aufziehen, i.v. spritzen. Anfangs täglich, später 2x/Woche.

Oral:

Bryonia D6 3x 1 Tablette/Tag
\+ Ferrum Hom. Tropfen nach Anweisung
im täglichen Wechsel.

Lokal:

- Außerdem legt man am besten einen Salbenverband mit **Ichthyol** an:
  Ichthyol pur oder Ichthyol 20 %, was in der Apotheke erhältlich ist. Die schwarze Salbe wird messerrückendick aufgetragen, mit Watte abgedeckt und mit einer Mullbinde umwickelt. Der Verband bleibt 24 Stunden und kann bei Bedarf noch 1x wiederholt werden. Ichthyol kann auch durch Magerquark ersetzt werden, aber dieser Verband muß nur 3 Stunden an Ort und Stelle bleiben.

- **Serpalgin** Salbe kann auch Anwendung finden oder bei starken Schmerzen, die häufig vorkommen:
  2 Amp. Serpalgin
  zusammen aufziehen, i.m. spritzen.

- Bei persistierenden Schmerzen muss man an eine **Entsäuerung** denken:

2x/Tag 1 ML Alkala N Pulver in heissem Wasser auflösen
+ 2x/Tag 1 TL sanuvis einnehmen.

- Eine **Cantharidenbehandlung** sollte durchgeführt werden, entweder ein Cantharidenpflaster oder Cantharidensalbe (siehe Seite 41). Bei Versagen Ansetzen von 2 Blutegeln 2x im Abstand von 10 Tagen.
- Sollte die Epicondylitis immer wiederkehren, muss man an eine **Ernährungsumstellung** denken, bei der **tierische Eiweiße völlig fehlen**. Diese Ernährungsumstellung von einer **Fastenkur über 3 Tage** eingeleitet werden, die ausschließlich mit **Basentee** nach Dr. Rau (siehe Seite 117) begleitet wird.

Halswirbelsäule, kleine Bandscheibenvorfälle

„Meine Lendenwirbelsäule mit ihren Bandscheibenvorfällen macht mir zur Zeit keinen großen Kummer, aber leichte Schmerzen in der Halswirbelsäule stören mich jetzt und machen mir Angst. Da sind auch kleine Bandscheibenvorfälle diagnostiziert worden. Gibt es Hilfe hauptsächlich gegen die Schmerzen? Ich habe im Bereich der Lendenwirbelsäule schon entsetzliche Schmerzen ausgehalten und war schon 2x je 5 Wochen krank geschrieben, 1x vor 5 Jahren und das 2. Mal dieses Jahr."

Verwenden Sie Gelenköl nach Viehauser (siehe Seite 116), reiben Sie dies 3–5x pro Tag ein. Bei starken Schmerzen empfehle ich Ihnen 2 Ampullen Serpalgin von der Firma Horvi-Chemie zu trinken (siehe Seite 97). Auch die Serpalgin Salbe hilft sehr gut. Bringen Sie diese im Wechsel mit dem Gelenköl zur Anwendung. Beides sind Präparate aus der Naturheilkunde.

Lendenwirbelsäule, Dauerschmerz

„Ich habe, man kann fast sagen, einen Dauerschmerz auf Höhe der unteren LWS auf der linken Seite. Der Schmerz kommt nicht aus der Tiefe, es fühlt

sich wie oberflächlicher Schmerz an. Medikamente helfen nur vorübergehend. Wenn ich die Einnahme beende, geht es von vorne los. Es handelt sich um einen Schmerz, welcher oftmals brennt. Gibt es von Ihrer Seite Hilfe?"

Ja, suchen Sie nach einem Heilpraktiker oder Naturarzt, der mit dem Baunscheidtieren vertraut ist. Oberflächliche Schmerzen reagieren sehr gut aufs Baunscheidtieren. 10 Sitzungen und die Schmerzen dürften vergessen sein (siehe Seite 38). Es handelt sich hierbei um eine Ausleitungsmethode nach Aschner, die Säure, die Giftstoffe und der Schmerz werden ausgeleitet.

Sollten sich die Schmerzen wieder melden, dann müsste man an eine Entsäuerungskur und Ernährungsumstellung denken (siehe Seite 25). Zusätzlich sollten dann Einreibungen mit Gelenköl nach Viehauser im Wechsel mit „Rückenwohl" nach Maria M. Kettenring vorgenommen werden:

Mischung für eine 100 ml Braunglas-Flasche:
50 ml Johanniskrautöl
50 ml Jojoba Öl
10 Tr. Cajeput
10 Tr. Lavendel fein
2 Tr. Zeder
Die betroffenen Stellen sacht einreiben.

Eventuell muss man bei hartnäckigen Beschwerden eine Cantharidenbehandlung bzw. Blutegelbehandlung anschließen. Ihr Heilpraktiker wird entscheiden, was für Sie die beste Schmerztherapie ist.

Morbus Bechterew (Spondilitis ankylosans)

Diese Erkrankung gehört in den rheumatischen Formenkreis, die Versteifung der Gelenke nach abgelaufener Entzündung ist charakteristisch. Die Versteifung findet in der Wirbelsäule statt. Die Rippen-Wirbelgelenke versteifen die Kreuzbein-Darm-Gelenke und auch die Bänder. Die Ursache ist unbekannt. Die Männer sind in der Hauptsache betroffen (50%). Die Krankheit beginnt zwischen dem 20. und 30. Lebensjahr.

„Ich leide seit 21 Jahren an Morbus Bechterew. Die Krankheit ist schon weit fortgeschritten. Ich kann meinen Kopf kaum noch bewegen. Die ganze Wirbelsäule ist versteift und die Schmerzen sind zeitweise kaum auszuhalten. Können Sie mir helfen?"

Dieses Krankheitsbild verläuft sehr schlimm, wegen der Schwere der Erkrankung muss die Entsäuerung unbedingt durchgeführt werden.

2x pro Tag je 1 ML alkala-N Pulver in heißem Wasser auflösen.
2x pro Tag je 1 TL sanuvis einnehmen

Unterstützend Ozon-Behandlung, 12 Sitzungen jährlich und HOT-Therapie, 10 Sitzungen jährlich, beides 2x pro Woche (siehe Seite 107).

Sanum-Therapie:

Fortakehl D5
2x je 1Tablette pro Tag, 2 Wochen lang

Anschließend:

Mucokehl D5 morgens 1 Tablette
\+ Nigersan D5 mittags 1 Tablette
\+ Nigersan D4 abends 1 Kapsel
über Monate

Zusätzlich, wenn nach 2 Wochen Fortakehl zu Ende ist:

Latensin D6
\+ Utilin-S D6
im wöchentlichen Wechsel 1 Kapsel/Woche, über Monate.

Die Einnahme der sanum-Bakterienpräparate erfolgt auf nüchternen Magen. Danach 4 Stunden nüchtern bleiben, d. h. entweder mitten in der Nacht, wenn man sowieso mal aufwacht, oder morgens nicht frühstücken und stattdessen die Präparate einnehmen. Eventuell auch ein frühes Abendessen und die Präparate 5–6 Stunden danach einnehmen vorm Zubettgehen.

Außerdem **Nosoden-Therapie:**

Luesinum D200
2 Globuli alle 4 Wochen, über ½ Jahr.

Bei **Schmerzen**:

Colocynthus Hom. Tropfen
\+ Rhododendroneel-S Tropfen
im täglichen Wechsel, nach Anweisung.

Injektionstherapie:

1 Amp. Cartilago suis Injeel
\+ 1 Amp. Discus intervertebralis suis Injeel
\+ 1 Amp. Neralgo-Rhem-Injeel
zusammen aufziehen, i.v. spritzen, 1x pro Woche, am Wochenanfang.

Zusätzlich:

1 Amp. Harpagophytum procumbeus D30
i.v. spritzen, 1x pro Woche, am Wochenende.

Außerdem:

1 Amp. Ubichinon comp.
i.m. spritzen, 1x/Woche.

Weitere Verfahren:

- Gegen **starke Schmerzen**, die häufig begleitend sind, 1–2 Horvi-Serpalgin-Ampullen trinken.
- Die gesamte **Wirbelsäule einreiben** mit Serpalgin Salbe oder mit einem Salbengemisch aus Horvi-Enzym-Chiroprac Salbe und Horvi-Enzym-Ammodytes Salbe, 2x am Tag, oder auch **Gelenköl** nach F. Viehauser (siehe Seite 116) anwenden:
- Zur **Ausleitung** bei starken Schmerzen und zur Entgiftung bietet sich wieder die **Cantharidenbehandlung** an. Alle 20 Tage ein Cantharidenpflaster zur Anwendung bringen, später seltener (siehe Seite 41).
- Oder auch **Blutegeltherapie**. Am Anfang 2–3 x pro Woche, später ungefähr alle 3 Wochen 4 Blutegel paravertebral ansetzen (siehe Seite 36).

- Weitere Maßnahmen: trocken **schröpfen** im schmerzenden Gebiet, 8–10 Saugköpfe aufsetzen, 2x pro Woche, insgesamt 10x.
- **Vitamin C Infusionen** sollten angewendet werden, laut Tabelle (siehe Seite 107).

Lupus erythematodes

Es handelt sich um eine Autoimmunerkrankung. Manchmal gibt es nur entzündliche Stellen auf der Haut, dann handelt es sich um einen Lupus erythematodes der Haut. Meist sind allerdings Haut, Gelenke, Herz, Gehirn bzw. Nerven betroffen, dann spricht man von einem systemischen Lupus erythematodes. Auf der Haut ist ein Schmetterlingserythem vorhanden, hauptsächlich an lichtexponierten Hautarealen. Die Gelenke sind oftmals betroffen, die Patienten klagen über Schmerzen und Gelenkverformungen. Fieber und Muskelschmerzen sind oft begleitend vorhanden.

Fall 1

„Ich wurde gegen Lungenentzündung geimpft, ich bin 50 Jahre alt und mein alter Lupus erythematodes, welcher mich als ganz junge Frau plagte, hat sich 2 Tage danach wieder gemeldet. Beide Knöchel sind massiv geschwollen, schmerzen, jucken und sind entzündet. Die Haut ist feuerrot. Fieber (39°) ist auch vorhanden und auch allgemeine Grippesymptome. Können Sie mir helfen?"

Lutschen Sie alle 4 Wochen (3x insgesamt) 2 Globuli Hepar sulfuris D200, außerdem Graphites D6 3x je 1 Tablette pro Tag und 2x pro Tag je 2 Globuli Mezereum D30 bis zum Abklingen der Symptome und dann noch weitere 12 Tage. Gegen das Fieber unternehmen Sie bitte nichts extra. Keinerlei Unterdrückung darf erfolgen, und bitte auch keinerlei Salben auftragen. Die homöopathische Arznei bringt die Selbstheilungskräfte in Gang und heilt auf diese Weise Ihre Erkrankung.

Fall 2

„Ich leide seit 8 Jahren an einem Lupus erythematodes. Am Anfang handelte es sich nur um einen Lupus erythematodes der Haut. Jetzt aber plagen mich Gelenkschmerzen und Muskelschmerzen, welche im ganzen Körper wandern. Haben Sie ein Schmerzmittel aus der Naturheilkunde?"

Ihr Körper muss entsäuert werden, denn „die Säure ist die Mutter des Schmerzes" (Johann Abele). Nehmen Sie 1x pro Woche 1 Entsäuerungs-Wannenbad. Entsäuern Sie Ihren Körper außerdem mit sanuvis Tropfen und alkala-N Pulver der Firma sanum. Die Ernährung muss stimmen, machen Sie die Diät nach Dr. Konrad Werthmann, diese kann man lange durchhalten (siehe Seite 114) und ziehen Sie am besten zusätzlich ½ Jahr das Morgenfasten durch (siehe Seite 25).

Gegen die Schmerzen helfen eine Cantharidenbehandlung, außerdem Schröpfköpfe oder auch Baunscheidtieren. Diese Methoden sind Ausleitungsmethoden, der Körper wird entsäuert und entgiftet, die Entzündung und der Schmerz weichen. Diese Anwendungen schützen auch vor Rezidiven (siehe Anhang).

Serpalgin Salbe, Aconit Schmerzöl und Gelenköl nach Viehauser (siehe Seite 116) helfen, am besten im Wechsel, sehr, sehr gut.

Morbus Scheuermann

„Ich leide an dieser Krankheit. Meine Krankheit ist schon ziemlich fortgeschritten, seit über 10 Jahren gehen die Schmerzen überhaupt nie ganz weg. Ich habe schon verschiedene Therapien ausprobiert. Langfristig habe ich nie Hilfe bekommen. Können Sie mir helfen?"

Wegen der Chronizität der Erkrankung muss unbedingt eine Entsäuerungstherapie durchgeführt werden.

Entsäuerung:
2x/Tag 1 ML Alkala N Pulver in heissem Wasser auflösen
2x/Tag 1 TL Sanuvis einnehmen.

- Zusätzlich empfiehlt sich eine **HOT-Behandlung**, 10 Sitzungen, 2x/Woche, 1–2x/Jahr (siehe Seite 106).
- Ganz wichtig bei diesem Krankheitsbild ist eine **streng vegetarische Kost, ohne jegliches tierisches Eiweiß** (siehe Wissenswertes).
- Die ganze Wirbelsäule **einreiben** mit einer Mischung aus:
  Horvi-Enzym-Chiroprac Salbe
  \+ Horvi-Enzym-Ammodytes Salbe
  2x/Tag, im täglichen Wechsel mit:
  sankombi Tropfen etwa 8 – 10 Tropfen pro Tag.

  \+ **Gelenköl** nach F. Viehauser (siehe Seite 116).

Orale Medikation:

Fortakehl D5, 2x 1 Tablette pro Tag, 5 Wochen lang.

Anschließend:

Sankombi Tropfen morgens 10 Tropfen
\+ Nigersan D5 mittags und abends je 1 Tablette lutschen.

Nach 2 Wochen der Fortakehl-Einnahme kommt eine **Langzeittherapie** hinzu:

Latensin D6
\+ Recarcin D6
\+ Utilin-S D6
im wöchentlichen Wechsel, 1 Kapsel pro Woche, 8 Wochen lang.

Danach Umstellung der Präparate auf die Potenz **D4**, ebenfalls im wöchentlichen Wechsel, 1 Kapsel pro Woche, über Monate.

Die Einnahme der sanum-Bakterienpräparate erfolgt auf nüchternen Magen. Danach 4 Stunden nüchtern bleiben, d. h. entweder mitten in der Nacht, wenn man sowieso mal aufwacht, oder morgens nicht frühstücken und stattdessen die Präparate einnehmen. Eventuell auch ein frühes Abendessen und die Präparate 5–6 Stunden danach einnehmen vorm Zubettgehen.

- Eine erfolgreiche Therapie bietet sich auch mit **Heel-Präparaten** an, diese zusätzlich oder im Wechsel mit sanum-Präparaten einsetzen. Die Chronizität der Erkrankung erfordert mehrere Therapien.

  China Hom.
  \+ Ranunculus Hom.
  jeweils 3x 10 Tropfen pro Tag, über viele Wochen.

- Zusätzlich Zeel paravertebral quaddeln, 2x pro Woche, über mehrere Wochen.

- Bei **schweren Verläufen** oder im Anschluss an Zeel:

  1 Amp. Discus comp. N
  \+ 1 Amp. Kalmia
  \+ 1 ml Procain 0,5 %
  zusammen aufziehen und paravertebral quaddeln.

Gegen die Schmerzen empfehle ich 3x pro Tag je 8 Tropfen Serpalgin. Es ist ein Präparat der Firma Horvi (siehe Seite 97). Sie können auch 2 Ampullen Serpalgin trinken, wenn der Schmerz extrem ist oder der Hausarzt kann Ihnen diese i.m. spritzen.

Gegen die starken chronischen Schmerzen empfehle ich eine Cantharidenbehandlung im Wechsel mit trockenem Schröpfen.

Rheumatische Arthritis

„Ich leide an einer rheumatischen Arthritis. Von Zeit zu Zeit bin ich sehr müde. Auch depressive Zustände, welche oft nur ½ Tag dauern, überkommen mich immer wieder. Mein Arzt sagt, diese Symptome seien typisch bei dieser Krankheit. Können Sie mir naturheilkundlich helfen?"

Wenn Sie sich müde oder schlapp fühlen, dann werden Sie durch die Arznei mucokehl D5 Tropfen große Hilfe bekommen. Es werden sowohl auf die Stirn als auch auf jede Schläfe jeweils 1 Tropfen mucokehl D5 aufgetragen und mit nur leichtem Druck eingerieben.

Empfehlenswert ist zum einen Gelee Royale, am besten pur, notfalls als Trinkampulle aus der Apotheke oder vom Reformhaus, zum anderen Ginseng. Am besten besorgen Sie sich sowohl den koreanischen als auch den sibirischen Ginseng und wechseln mit der Einnahme ab.

Bei depressiven Zuständen empfehle ich Ihnen Rescue Remedy Tropfen, 4 Tropfen auf die Unterlippe geben, nach ¼ Stunde nochmals und nach 1 Stunde den Vorgang wiederholen. Zusätzlich können Sie 3x pro Tag je 8 Tropfen Horvi Psy4 comp1 einnehmen.

Weitere Präparate sind: Laif 600, dies ist sehr hilfreich (Johanniskrautpräparat). Auch Calmavera Hevert ist ein zuverlässiges Präparat. Sie können diese Arzneien nacheinander zum Einsatz bringen. Wenn die depressiven Zustände immer wieder kommen, dann müssen Sie sich von einem miasmatisch arbeitenden Homöopathen das Konstitutionsmittel und die zugehörige Nosode ausarbeiten lassen.

Auch die Bachblütentherapie nach Fragebogen und ausführlichem Gespräch ist empfehlenswert. Bachblüten und homöopathische Arzneien sind kombinierbar.

Chronische Polyarthritis

„Ich bin 62 Jahre alt und leide an einer chronischen Polyarthritis. Heute heißt die Krankheit ja rheumatische Arthritis, aber ich kann mich an diesen Namen nicht gewöhnen. Meine Gelenke sind geschwollen, die Fingergelenke und Zehengelenke sind ganz verformt. Meine Finger sind morgens ganz steif. Meine Erkrankung verläuft schubweise, von Zeit zu Zeit habe ich große Schmerzen in den Fingern und Zehen, mein Kniegelenk beginnt jetzt auch schon zu schmerzen. Kann ich Hilfe gegen die Schmerzen bekommen oder auch ursächlich?"

Gegen die Schmerzen können Sie Serpalgin Tropfen von der Firma Horvi (siehe Seite 97) einnehmen, 3x pro Tag je 8 Tropfen oder 2 Ampullen Serpalgin trinken. Diese Arznei können Sie abwechselnd einsetzen mit einem Mix aus

Phoenix Hydrargyrum spag.
\+ Phoenix Kalium nitricum spag. āā ad 50,0

Davon werden am 1. und 2. Tag alle 2 Stunden je 30 Tropfen eingenommen, weiterhin 3x pro Tag je 30 Tropfen, eventuell können Sie die Dosis auf 4x je 30 Tropfen am Tag steigern, dies über Wochen.

Weitere Verfahren:

Gegen die Schmerzen empfehle ich warme Umschläge oder Packungen mit frischem oder altem Urin mit Heilerde gemischt. Urin wirkt, wenn er alt ist, viel besser; er muss mindestens 4 Tage lang in einem bedeckten Tongefäß gesammelt sein.

Verschiedene ätherische Öle kommen abwechselnd zum Einsatz.

1. Gelenköl nach Viehauser (siehe Seite 116)

2. Schmerzöl Arthrose von Maria M. Kettenring
   50 ml Johanniskraut-Öl
   10 Tr. Cajeput
   10 Tr. Manuka
   5 Tr. Lavandin
   5 Tr. Palmarosa
   3 Tr. Zeder
   auf die schmerzenden Stellen mit leichtem Druck auftragen.

Quark-Umschläge bzw. Heublumenauflagen sollten abwechselnd zum Zug kommen.

Alternativ zu den Umschlägen bzw. Einreibungen können Blutegel gesetzt werden bzw. ein Cantharidenpflaster aufgelegt werden. (Bei Fülletypen kommen Blutegel in Frage, bei Leere Typen ein Cantharidenpflaster.) Dies muss Ihr Heilpraktiker entscheiden. Die ausleitenden Methoden dienen der Entsäuerung, der Entgiftung und sind somit schmerzstillend. Oftmals hilft die erste Anwendung schon durchschlagend und für lange Zeit. Diese Maßnahmen schützen auch vor Rezidiven.

Ursächlich muss eine Entsäuerung stattfinden.

2x pro Tag 1 ML alkala-N Pulver in heißem Wasser auflösen
\+ 2x pro Tag 1 TL sanuvis einnehmen.

Zusätzlich soll 1x pro Woche 1 Entsäuerungsbad stattfinden (siehe Seite 117).

Die Ernährung muss umgestellt werden, eine streng vegetarische Kost sollte eingehalten werden. Wenn es Ihnen möglich ist, versuchen Sie es mit dem Morgenfasten (siehe Kapitel Fasten) oder legen Sie einen Fasttag ein, 1x pro Woche.

Zur Unterstützung können Sie es auch mit einer Eigenbluttherapie versuchen. Diese Rezeptur stammt von Harald Krebs, Heilpraktiker, er berichtet in seinen Büchern von gutem Erfolg.

Alle 5 Tage wird Eigenblut in ansteigender Dosierung zunächst subcutan später i.m. injiziert.

1 Ampulle Rheuma Pasc. Injektionslösung
zuzüglich
1. Injektion 0,2 ml Eigenblut
2. Injektion 0,3 ml Eigenblut
3. Injektion 0,5 ml Eigenblut
4. Injektion 1,0 ml Eigenblut
5. Injektion 1,5 ml Eigenblut
6. Injektion 2,0 ml Eigenblut
7. Injektion 2,5 ml Eigenblut
8. Injektion 3,0 ml Eigenblut

7 Zusammenstellung wichtiger, nicht unterdrückender Schmerzmittel

Bei Schmerzen geben Sie bitte möglichst keine chemischen Mittel, es bieten sich einige schmerzlindernde Substanzen ohne Nebenwirkungen an, z. B. Serpalgin der Firma Horvi-Chemie. Diese Firma hat seit Jahrzehnten noch ein weiteres Präparat gegen Schmerzen im Katalog, es ist Bufomarin mite/forte. Beide Arzneien sind Enzyme, Bufomarin mite/forte ist aus Bufo marinus hergestellt, Serpalgin ist ein Enzym-Wirkkomplex aus dem Tiergift der Schlangen Vipera ammodytes, Lachesis muta und Naja tripudians.

Bufomarin mite und Bufomarin forte liegen in Tropfenform vor. Es werden 5x täglich 8–10 Tropfen eingenommen. Es wirkt hervorragend gegen Tumorschmerzen

Serpalgin liegt in Tropfenform und in Ampullen vor, auch als Salbe ist es erhältlich. Bei starken Schmerzen spritzt man täglich 2 Ampullen Serpalgin i. m., bei den Tropfen gibt man täglich 5x 8–10 Tropfen, je nach Beschwerdebild und Konstitution des Patienten. Serpalgin Salbe kann nach Bedarf eingerieben werden. Ich habe mit den Horvi Arzneien sehr gute Erfahrungen gemacht. Viele Patienten konnten im Laufe der Zeit starke Analgetika, wie z. B. Tramal oder Valoron-N, wieder weglassen.

Cantharidenpflaster Große Hilfe bringt auch das Anlegen eines Cantharidenpflasters. Dieses wird über oder neben der schmerzenden Stelle aufgelegt, je nachdem ob man eine Schmerzaus- oder -ableitung erzielen möchte. Stärkste Schmerzen, in der Tiefe sitzend, bohrend, klopfend verschwinden oft nach 1 Tag und melden sich lebenslänglich nicht mehr.

Der Baunscheidtismus hilft bei mehr oberflächlichen Schmerzen, bei Neuritiden.

Das Anlegen von Blutegeln hilft sehr schnell und oft auf Dauer.

Die Therapie mit Milchsäure bringt oftmals völlige Schmerzfreiheit, bzw. gibt es Erleichterung. Ich habe damit viel gearbeitet und konnte den Menschen helfen.

Kefir, besonders Kefir aus Ziegenmilch, hat eine starke Schmerzwirkung durch Hemmung der Produktion von Arachidonsäure. Im Kaukasus zählt Kefir zu den beliebtesten Heilmitteln mit ganz alter Tradition.

Grüner Tee ist ein basisches Getränk und spielt, da „die Säure die Mutter des Schmerzes" ist, in der Schmerztherapie durch Beeinflussung der Arachidonsäure eine große Rolle.

Phytodolor Tinktur ist bei Schmerzen im Bewegungsapparat gut einsetzbar.

Notakehl ist bei entzündlichen Schmerzen zu empfehlen, von der Firma sanum in Tropfen, Ampullen, Tabletten, Kapseln, Salbe und Suppositorien erhältlich, in D4, D5, D6 und D7, die Salbe und Suppositorien als D3. Bei entzündlichen Schmerzen ist der Inhalt der notakehl Kapseln D4 am wirkungsvollsten. In ½ Teelöffel Wasser den Kapselinhalt auflösen und über der Schmerzstelle einreiben.

Mucokehl von der Firma sanum ist bei krampfartigen Schmerzen sehr hilfreich. Es liegt als Tropfen, Suppositorien, Tabletten, Kapseln, Salbe und Ampullen im Handel vor. Es ist in der Verdünnung D5, D6 und D7 erhältlich, die Salbe und Suppositorien in D3. Überall wo Stau ist, z. B. Hämorrhoiden, ist Mucokehl hilfreich.

Von den Bachblüten ist auch Hilfe zu erwarten, vor allem ist dies eine äußerst milde Therapie, welche über Monate ihren Einsatz finden kann, wenn die Schmerzen nicht allzu stark sind als alleinige Therapie, ansonsten natürlich zusätzlich.

Es werden z. B. 5 ml Rescue Remedy Tropfen und 1 ml Agrimony in einem Fläschchen mit Pipette oder Tropfeinsatz gemischt, man kann stündlich davon 2 Tropfen auf die Zunge geben, bei Bedarf auch öfter. Dieser Rat stammt von Dr. Blome, der mich unterrichtete.

Dieser Mischung wird in psychischem Ausnahmezuständen 1 ml Sweet Chestnut zugegeben, die Dosierung ist gleich.

Ganz hervorragende Arzneien, die die Schmerzen teilweise ganz wegnehmen, findet man in der **Homöopathie**:

Phytolacca – die Kermesbeere – vorne beschrieben, ist sehr gut für Schmerzen geeignet, welche stechend sind, oftmals gehen die Stiche durch den ganzen Körper. Phytolacca eignet sich sehr gut für Neuritiden. Die Schmerzen schießen ein und sind lanzierend.

Sehr gut ist auch die Verdünnung von Phytolacca im Verhältnis 1:4, diese Tinktur wird eingerieben. Der Erfolg tritt schnell ein.

Arsenicum album – bei Arsen brennt der Schmerz wie Feuer, der Schmerz kommt oft periodisch, nachts erreichen die Beschwerden ihren Höhepunkt.

Gelsemium – Wilder Jasmin – ist in D30 sehr gut für Neuralgien und Migräne. Einnahme: 3 x/Tag je 3 Globuli.

Ranunculus – Knollenhahnenfuß – ist bei pleuritischen Schmerzen und Intercostalneuralgien gut geeignet, auch bei Krebs-Patienten.

Cedron – einschießende, lanzierende Schmerzen, Periodizität ist das Kennzeichen.

Radium bromatum – schwere anhaltende Schmerzen im ganzen Körper, Brennen der Haut. Hilfreich bei Radiumverbrennungen, über Frankreich zu beziehen.

Passiflora incarnata – heftige Schmerzen, verbunden mit Krämpfen, oft handelt es sich um Nervenschmerzen, diese Arznei wirkt sehr beruhigend, hilft beim Einschlafen.

Petasites officinalis – Pestwurz – bei Schmerzen in den Harnwegen und bei Pylorusschmerzen besonders geeignet, aber auch allgemein bei Schmerzen einsetzbar. Damit habe ich oft gute Erfahrung gemacht.

Belladonna – bei entzündungsbedingten Schmerzen mit Klopfen und lokale Rötung.

Aconitum napellus – bei Nervenschmerzen, oft durch kalten Wind verursacht.

Apis mellifica – bei stechenden, oft brennenden Schmerzen, oft bei Blasenentzündung und Nierenbeckenentzündung und auch beim Gerstenkorn, u.s.w.

Cantharis – bei stark brennenden Schmerzen wie Blasenentzündung und Eierstockentzündung, u.s.w.

Chelidonium – Schmerzen im Leber-Gallenbereich, starke Blähungen und Schmerzen unter dem rechten.

Colocynthis – krampfartige Schmerzen, oftmals im Bauch, im Ischiasbereich und in der Blasengegend, Brennen in der Urethra bei Blasenentzündung.

Magnesium phosphoricum – krampfartige Schmerzen im Bauch, in der Hüfte und in den Muskeln, Wärme bessert.

Kalmia latifolia – ist ein Rheumamittel, heftige Neuralgien kommen vor, Schmerzen in den Gesichtsknochen.

Lac caninum – Schmerzen, welche ständig die Seite wechseln. Es können rheumatische Schmerzen sein im Rücken und in den Extremitäten, aber auch die Tonsillitis wechselt von Seite zu Seite.

Ledum palustre – Schmerzen von Gichtknoten, rheumatischer Schmerz in den kleinen Gelenken, Verschlechterung von Wärme, stark schmerzende Hämorrhoiden.

Aurum metallicum – Knochenschmerzen nachts, Kopfschmerzen auch nachts schlimmer.

Sulphur – brennende Schmerzen und Reißen in Armen und Händen, ziehende Schmerzen zwischen den Schulterblättern und rheumatische Schmerzen in der linken Schulter.

Bryonia – stechende und reißende Schmerzen, oftmals im Nacken, im Kreuz und in den Extremitäten, Verschlimmerung in Bewegung, Besserung in Ruhe.

Rhus toxicodendron – Kreuzschmerzen, reißende Schmerzen in Muskeln, Sehnen, Bändern und Gelenken, in Bewegung besser.

Kalium carbonicum – stechende Schmerzen im Rücken, in der rechten Schulter, in der Hüfte und in den Knien.

Medorrhinum Nosode – brennende Schmerzen an Fußsohlen und Händen, Rückenschmerz mit brennender Hitze.

Magnesium phosphoricum – gegen krampfartige Schmerzen, auch neuralgische Schmerzen und Kopfschmerzen. Hilft bei Blähungen. Bei Koliken vor der Menses gut einsetzbar.

Dosierung: Magnesium phosphoricum D6: alle 15 Minuten je 1 Tablette lutschen bis zur Besserung, dann 3x pro Tag je 1 Tablette.

Gnaphalium polycephalum – bei stechenden Neuralgien, oft nach Ischiasneuritis.

Argentum nitricum – Neuralgien im Kopfbereich.

Mezereum – neuralgische Schmerzen, oft ausgelöst durch den Herpes zoster Virus.

Silicea – Schmerzen in den Extremitäten, häufig linksseitig.

Unterdrückung von Schmerzen

Die Unterdrückung mit Chemie ist die häufigste Art der Schmerzbekämpfung. Es gibt allerdings auch weitere Arten der Unterdrückung. Denken wir nur an die voreilige Gabe der Antibiotika. Naturheilkundliche Behandlung ist oftmals auch unterdrückend, wenn die Krankheit nicht ursächlich bekämpft sondern nur das Symptom zum Verschwinden gebracht wird. Auch manche homöopathischen Komplexmittel wirken unterdrückend, wenn diese das darunterliegende Miasma (erbliche Schwäche) nicht berücksichtigen. Und sehr viele Operationen stellen auch eine Form der Unterdrückung dar. Operieren Sie keine Hämorrhoiden, welche stechen bzw. schmerzen, weg. Was bleibt, sind oftmals lebenslänglich erhöhte Leberwerte. Der Juckreiz, die Schmerzen sind augenblicklich weg, aber welch ein Tausch!

Lassen Sie keine Warzen, keine Naevi, keine Hämangiome oder sonstige Effloreszensen entfernen. Andere tiefer liegende Schwachstellen im Körper melden sich. Tauschen Sie keine äußeren Symptome gegen innere Erkrankungen.

8 Anhang

Neuraltherapie nach Huneke

Die Neuraltherapie geht auf die Brüder Dr. Ferdinand und Dr. Walter Huneke zurück, welche im 20. Jahrhundert lebten. Die Neuraltherapie ist eine Regulationstherapie. Auch hier werden wieder die Selbstheilungskräfte mobilisiert. Aber auf welche Weise geschieht dies bei dieser Behandlung? Über das vegetative Nervensystem erreicht man durch Injektion eines Lokalanaesthetikums, Procain bzw. Lidocain, durch Fernwirkung eine oftmals lebenslange Heilung. Eine Selbstheilung wird auf diese Weise in Gang gesetzt. Heute verwendet man Impletol, Coffein ist hierbei dem Procain zugesetzt. Die Fernwirkung des Anaesthetikums kann sich im ganzen Körper abspielen.

Dr. Ferdinand Huneke spritze 1925 seiner Schwester, welche an therapieresistenter Migräne litt und viele Sondermethoden aus der Komplimentärmedizin versucht hatte, eine Ampulle Atophanyl intravenös. Die Migräne war augenblicklich auf Dauer geheilt.

Die Neuraltherapie wurde von den Brüdern Huneke weiterentwickelt.

Man unterteilt die Neuraltherapie in eine Segmenttherapie und eine Störfeldtherapie.

Bei der Segmenttherapie nutzt man den Zusammenhang zwischen inneren Organen und deren Projektion auf die Haut. Die Gallenblase erreicht man, wenn man z. B. eine Quaddel in die Haut über der rechten Schulter setzt. Die rechte Schulter steht über Nerven mit der Gallenblase in Verbindung, bei Patienten, welche an einer Gallenblasenentzündung leiden, strahlt die Gallenblase in die rechte Schulter und die Patienten hatten oftmals nur Schulterbeschwerden. Nach Setzen der Quaddel in die Haut über der rechten Schulter verschwinden die Galleschmerzen oft augenblicklich. Das vegetative Nervensystem ist hierbei der Dreh- und Angelpunkt.

Über eventuelle Komplikationen wird jeder Patient von seinem Neuraltherapeuten aufgeklärt. Jeder Neuraltherapeut hat eine lange, oft 2-jährige Ausbildung absolviert.

Ätherische Öle

Ätherische Öle sind Pflanzenextrakte und zählen zu den sekundären Pflanzenstoffen. Die ätherischen Öle befinden sich in den Öldrüsen der Pflanzen. Diese sind in den verschiedensten Pflanzen-teilen vorhanden, wie z. B. Blüten, Blättern und Wurzeln. Die Öle sind leicht flüchtig und sind nicht mit den üblichen Ölen vergleichbar. Sie verdunsten rückstandslos. Ätherische Öle werden in der Komplimentärmedizin zur Behandlung ganz verschiedener Erkrankungen eingesetzt, sowohl gegen körperliche als auch psychische Beschwerden. Die Öle werden im folgenden bei rheumatischen Erkrankungen auf der Haut aufgetragen und gelangen somit in den ganzen Körper. Die Behandlung ist risikoarm. Allergiker und Asthmatiker müssen vorsichtig sein.

Ätherische Öle wirken, indem sie die Selbstheilung des Körpers in Gang setzen. Sie sind vielseitig einsetzbar, als Raumbedufter, zur Inhalation, als Badezusatz, zur Mundspülung und auch zum Einnehmen gibt es Rezepturen.

Ozonbehandlung

Die Durchführung der „Großen Eigenblutbehandlung" nach Wolff:

Aus der Armvene werden 100–120 ml Blut in eine Vakuum-Flasche entnommen. Man gibt 10 ml Natriumcitrat dazu, um das Blut ungerinnbar zu machen, dann kommt das Ozongas dazu, die Menge richtet sich nach dem Krankheitsbild. Das Ozon-Blutgemisch wird verschüttelt bis das Blut hellrot ist. Es wird dann sofort reinfundiert.

Als Prophylaxe gegen Herzinfarkt, Schlaganfall, Thrombose, Hörsturz usw. wählen wir eine Dosis zwischen 1000–3000 ug. 2x/Woche wird die „Große Eigenblutbehandlung" durchgeführt, insgesamt meist 10x, dies 2x/Jahr. Es kommt auf die Konstitution des Patienten an und ist abhängig vom Krankheitsgeschehen.

Wirkungsmechanismus:

Bei allen Ozonanwendungen erfolgt eine Umstimmung durch den Reiz, der gesetzt wird, dadurch, dass Blut ins Gewebe gegeben wird, entweder subcutan, intramuskulär, etc.

Ozon hilft bei Arteriosklerose, Hypertonie, erniedrigten Sauerstoffwerten, KHK, Zustand nach Herzinfarkt, Durchblutungsstörungen jeder Art, Migräne, Hörsturz, Krebs und allen chronischen Krankheiten. Sogenanntes dickes Blut, bedingt durch Vermehrung der roten Blutkörperchen, wird wieder flüssiger. Durch Ozon erfolgt eine Verbesserung der Beweglichkeit der Erythrozyten, eine Erhöhung der elektrischen Ladung roter Blutkörperchen, eine Senkung des Hämatokritwertes. Die Erythrozytenzusammenballung wird verringert, bei der Dunkelfeldmikroskopie sieht man, wie sich die Geldrollenbildungen der Erys nach Ozongaben auflösen, der Organismus wird wieder besser mit Sauerstoff versorgt. Der pO2 in den Arterien steigt an, in den Venen sinkt dieser ab. Das Fibrinogen wird verringert, die Thombozystose verschwindet, die Thrombozytenaggregation wird aufgelöst, kurz: die Fließeigenschaft des Blutes wird optimiert, dadurch wird die Sauerstoffutilisation verbessert, der Übersäuerung des Gewebes wird entgegengewirkt, der pH-Wert steigt wieder an, die Blutzirkulation in den kleinen Gefäßen wird verbessert, Netzhautschäden und Nierenerkrankungen wird vorgebeugt.

Ganz wichtig: Ozon wirkt dem Gärungsstoffwechsel entgegen, was bei allen chronischen Krankheiten entscheidend ist.

Die Hämatogene Oxydationstherapie (HOT)

Bei der Hämatogenen Oxydationstherapie (HOT) wird aus der Armvene 60–100 ml Blut entnommen, dies wird ungerinnbar gemacht. Durch Zugabe von medizinischem Sauerstoff entsteht eine Aufschäumung des Blutes, dies wird dann etwa 10 Minuten lang an einer Quecksilberlampe vorbeigeleitet. Die Aufschäumung dient der Oberflächenvergrößerung der einzelnen Erys und damit der besseren Sauerstoffaufnahme. Danach erfolgt die Reinfusion von etwa 10 Minuten. Insgesamt dauert die Behandlung 30–40 Minuten. Dies findet 1–3x/Woche statt. Eine Serie HOT bedeutet ungefähr 8 Sitzungen, 2x/Jahr, meist im Frühjahr und Herbst kommen die Serien zum Einsatz. Dies gilt, wenn es sich um Prophylaxen von Erkrankungen handelt. Bei bestehenden Krankheiten richtet sich die Dosierung nach der Art der Erkrankung und auch der Konstitution des Patienten.

Sauerstoffmangelzustände werden bei der HOT sowie bei der Ozonbehandlung therapiert, die Verbesserung der Fließeigenschaft des Blutes ist mit der durch Ozongabe vergleichbar. Ich habe in meiner Praxis bei chronischen Erkrankungen und Zirkulationsstörungen der kleinen Gefäße (Netzhaut, Niere) dem HOT den Vorzug gegeben, ebenso bei Migräne.

In akuten Fällen, wenn es mehr um die großen Gefäße ging, habe ich eine Serie Ozon angesetzt. Bei dickem Blut und Stoffwechselentgleisungen – erhöhte Lipidwerte und Blutzuckeranstieg – bringen bei Therapien gute Erfolge.

Und das Wichtigste: Auch die HOT wirkt dem Gärungsstoffwechsel entgegen, was bei allen chronischen Krankheiten entscheidend ist.

Vitamin C Infusionstherapie nach HP Harald Krebs

Tabelle 8.1: Therapieschema für Vit.-C Pascoe Infusionen

	1. Woche	2. Woche	3. Woche	4. Woche	5. Woche
MO	250 ml Nacl + 15 g VitC	250 ml Nacl + 15 g VitC	250 ml Nacl + 15 g VitC	250 ml Nacl + 15 g VitC	
DI					
MI		250 ml Nacl + 15 g VitC	250 ml Nacl + 15 g VitC	250 ml Nacl + 15 g VitC	250 ml Nacl + 15 g VitC
DO					
FR	250 ml Nacl + 15 g VitC	250 ml Nacl + 15 g VitC	250 ml Nacl + 15 g VitC	250 ml Nacl + 15 g VitC	
SA	Pause	Pause	Pause	Pause	Pause
SO	Pause	Pause	Pause	Pause	Pause

Horvi-Enzym-Therapie (HET)

Die Therapie mit Horvi-Präparaten ist eine Enzym-Therapie, entwickelt von Dr. Waldemar Diesing (1902–1992). Ihm gelang die Reinigung bzw. Enteiweißung tierischer Rohgifte von Schlangen, Spinnen, Skorpionen, Kröten und Salamandern.

Der Wirkkomplex im Tiergift macht 15 % aus, der Rest ist Eiweiß und dies macht die Nutzung normalerweise unmöglich. Trotz Enteiweißung blieb der Enzym-Wirkkomplex unangetastet und wird bei der HET (Horvi-Enzym-Therapie) als Naturpräparat ganzheitlich eingesetzt.

Es handelt sich um eine ganzheitliche Therapie auf naturheilkundlicher Basis. Die HET basiert zu 75 % auf echter Heilung durch die Horvi-Enzyme, enthalten in den Präparaten, und zu 25% auf Wirkverstärkung durch Anstoßen körpereigener Heilungskräfte.

Die Horvi-Enzym-Therapie kann akut und prophylaktisch eingesetzt werden und ist sehr gut kombinierbar mit anderen Naturheilverfahren und Homöopathie.

Kontraindikationen

Ich bitte Sie, in folgenden Fällen von der Horvi-Enzym-Therapie Abstand zu nehmen:

Erhalten CA-Patienten monoklonale Antikörper

- der Maus (Herceptin = Mäuseeiweiß),
- Maus/Mensch (Mabthera = Mäuse- u. Humaneiweiß),
- Avastin – AK (Eizelle des chin. Hamsters),
- andere monoklonale AK,

so dürfen **keine** Horvi-Enzym-Präparate eingesetzt werden. Sie bleiben darunter nicht nur wirkungslos, es besteht zudem das Risiko eines anaphylaktischen Schocks, der allein auf die monoklonalen AK zurückzuführen ist (worauf die Hersteller dieser monoklonalen AK in ihren Nebenwirkungen hinweisen). Selbst nach Absetzen können diese Antikörper bis zu 24 Wochen im Blut bleiben.

Zur Erklärung:

Die Horvi-Enzym-Präparate werden aus enteiweißten tierischen Rohgiften hergestellt (1,8–2 % Resteiweißanteil). Da es sich bei den monoklonalen Antikörpern um Eiweiße handelt, ist es nachvollziehbar, dass man bei der Verabreichung der Horvi-Enzym-Präparate nicht wieder Eiweiß zuführen darf.

Zudem erbrachte Dr. Diesing bei der Entwicklung der Horvi-Enzym-Präparate vor über 70 Jahren bereits den Nachweis, dass die Erfolge bei Krebserkrankungen nicht auf den Eiweißen beruhen.

Wird bei Krebspatienten eine Chemotherapie wöchentlich verabreicht, sind die Behandlungsintervalle zwischen den Chemozyklen und der HET zu kurz, um ihr dann noch eine reelle Chance für eine positive Wirkung zu geben.

Bitte berücksichtigen Sie: In folgenden Fällen ist die HET hingegen indiziert, d. h. Krebspatienten sprechen gut auf eine Behandlung an:

Wird eine Chemotherapie mit den herkömmlichen Zytostatika eingesetzt, die in 2- bis 3-wöchigen Zyklen läuft, kann (sollte) eine Horvi-Enzym-Therapie in den Behandlungsintervallen der Chemo verabreicht werden. Lediglich an den Chemotagen werden die Horvi-Injektionen ausgesetzt.

Da den herkömmlichen Zytostatika jedoch immer wieder monoklonale Antikörper beigemischt werden, sollte in solchen Fällen keine Horvi-Enzym-Therapie eingesetzt werden.

Auch zu Bestrahlungen kann (sollte) eine Horvi-Enzym-Therapie parallel laufen!

Sanum-Therapie

Die Sanum-Therapie geht auf Prof. Enderlein zurück; sie befasst sich mit Präparaten aus Schimmelpilzen, außerdem mit Bakterienpräparaten und Haptenen-Präparaten (= Sanukehl Präp.).

Die Sanum-Therapie verdient durch ihre Entgiftungsfunktion auch den Namen Milieutherapie bzw. Regulationstherapie. Ich rate zu einem intensiven Studium dieser Therapie; die Erfolge mit diesen Arzneien sind verblüffend, auch wenn andere Naturheilverfahren versagen.

Die Bachblütentherapie

Bachblüten sind sowohl zur Vorbeugung als auch zur Behandlung von Krankheiten geeignet. Die Bachblütentherapie geht auf Dr. Bach zurück, der von 1886–1936 lebte. Es ist eine sehr milde, nebenwirkungsfreie Behandlung. Sie erfasst psychische und körperlich Störungen, welche meist, besonders in den Wechseljahren, zusammenhängen. Dr. Bach erkannte, das körperliche Symptome ihre Wurzeln stets in psychischem Störungen haben; die körperliche Erkrankung ist nur Folge von seelischen Verletzungen.

Es gibt 38 Bach-Mittel, von denen jede auf bestimmte psychische Merkmale passt, auf individuelle Charaktereigenschaften. Die körperlichen Beschwerden sind nur Folgezustände. 36 Bach-Mittel werden aus Blüten hergestellt, deshalb spricht man allgemein von Bachblüten, 2 Mittel werden nicht aus Blüten sondern von Knospen und einem Wasser aus einer Heilquelle hergestellt. Es handelt sich um Chestnut Bud und Rock Water.

Diese Bachblütentherapie läßt sich sehr gut mit anderen Naturheilverfahren, auch mit der Homöopathie, kombinieren. Als alleinige Behandlungsmethode ist die Bachblütentherapie besonders zur Vorbeugung von Krankheiten geeignet.

Herstellung:

Die Herstellung der Bachblüten erfolgt nach 2 Verfahren, einmal nach der Sonnen-Methode, zum anderen nach der Koch-Methode.

Sonnen-Methode Die Blüten in voller Entfaltung werden an einem sonnigen Tag vor 9 Uhr morgens gepflückt und in eine mit Quellwasser gefüllte Glasschüssel gelegt. Nach ca. 3 Stunden Sonneneinwirkung werden die Blüten entfernt, das Wasser in der Schüssel mit 40 % Alkohol (gleiche Menge) konserviert. Später wird diese Mischung im Verhältnis 1:240 verdünnt. Diese Verdünnung ist dann in den Apotheken als Stock Bottle erhältlich.

Koch-Methode Blüten, die nicht nach der Sonnen-Methode hergestellt werden, werden ebenfalls vor 9 Uhr an einem sonnigen Tag gepflückt. Ein Emaille-Topf wird mit diesen zu 3/4 gefüllt und mit 1 Liter. Quellwasser übergossen. Danach lässt man diese Zubereitung 1/2 Stunde sieden. Nach Abkühlung und Filtration wird diese im Verhältnis 1:1 mit 40%igem Alkohol versetzt und nochmals im Verhältnis 1:240 verdünnt.

Die Einnahme der Bachblüten erfolgt durch die Direkt-Einnahme oder durch Vermengen mit Wasser in einem Glas und schluckweisem Trinken. In den meisten Fällen aber werden verdünnte Mischungen (in einem Einnahmefläschchen) angewandt.

Direkt-Einnahme die Mittel werden direkt aus der Stock Bottle tropfenweise auf die Zunge gegeben. Meist reicht 1 Tropfen 2x/Tag aus, in Notsituationen kann man bis zur Besserung 1 Tropfen jede Stunde geben, danach seltener.

Wasserglasmethode Man gibt meist 2 Tropfen auf ein Glas Wasser (Quellwasser oder abgekühltes, abgekochtes Wasser), danach trinkt man dieses Glas schluckweise aus, indem man die Lösung möglichst lange im Mund behält. Es werden zu Beginn etwa halbstündlich ein Schluck getrunken, später seltener, über den Tag verteilt, bis das Glas geleert ist.

Einnahme-Fläschchen Man kauft in der Apotheke 30 ml Fläschchen mit Pipette. Man gibt auf 10 ml abgekochtes Wasser (oder Quellwasser) je 1 Tropfen der entsprechend ausgesuchten Bach-Blüten aus der Stock Bottle. Das Fläschchen wird zu 2/3 mit Wasser gefüllt, das letzte Drittel wird mit Schnaps, oder bei Alkoholunverträglichkeit mit Apfelessig, aufgefüllt. Das dient der Haltbarmachung. Aus diesem Einnahme-Fläschchen werden täglich meist 3 – 4x 4 Tropfen eingenommen oder auf das zu beeinflussende Chakra eingerieben. Die Dosis variiert je nach Beschwerdebild und Konstitution.

Bachblüten Rescue Remedy Tropfen – Eine kleine Wunderwaffe

Bei allen Ausnahmesituationen – bei Schmerzen, Krämpfen, Erschöpfung jeder Art, Kreislaufbeschwerden, Ohnmacht, Stress, Panikattacken, Überarbeitung, Übernächtigung, Schreck, Unfall, Wunden, Angstzuständen, Aufregung, völligem Durchdrehen – nehmen Sie 2–3 Tropfen im Abstand von 5–10 Minuten auf die Zunge (bei Ohnmacht können die Tropfen auch auf die Lippen geträufelt werden), solange bis Besserung eintritt, dann eventuell nochmals 2–3x pro Tag.

Hält die Belastung über mehrere Tage an, dann lassen Sie für einige Tage alle 1–2 Stunden 2 Tropfen auf der Zunge zerschmelzen.

Bei Wunden können Sie die Tropfen um die Wunde einreiben oder besser die Rescue Salbe verwenden.

Bei Prellungen werden die Tropfen eingerieben, bei Insektenstichen, Zeckenbissen u. ä. können die Tropfen sowie die Salbe Anwendung finden.

Säuglingen können Sie 2 Tropfen Rescue ins Badewasser geben.

Tiere können die Rescue Tropfen von der Hand abschlecken oder im Trinkwasser zu sich nehmen.

Sie können auch die Wasserglasmethode zur Anwendung bringen:
In ein Glas Wasser (abgekochtes bzw. stilles Wasser oder besser Quellwasser) geben Sie 4 Tropfen Rescue (keinen Metalllöffel verwenden!) und trinken alle 5–10 Minuten einen Schluck, den Sie mindestens 1 Minute im Mund lassen, bevor Sie ihn schlucken. Wenn Besserung eintritt, dann trinken Sie den Rest des Glases über den Tag verteilt.

Sie können auch Umschläge damit machen, z. B. bei Schmerzen, Prellungen, Krämpfen, Blutergüssen usw.

Bei Schmerzen können Sie die Bachblüte Agrimony im Verhältnis 5:1 zu den Rescue Remedy Tropfen geben, diese Mischung hilft bei Schmerzen besonders gut, und wenn dabei ein psychischer Ausnahmezustand auffällt, dann geben Sie noch 1 ml Sweet Chestnut dazu, das Kind wird ruhiger, hört auf zu weinen.

Rp.	Rescue Remedy Tropfen	5 ml	
	Agrimony	1 ml	ad 6 ml
	Sweet Chestnut	1,0	ad 7,0

Sie können damit Einreibungen vornehmen oder Umschläge machen. Die Menge der Tropfen muss natürlich erhöht werden, je nachdem wie großflächig der Schmerzbezirk ist.

Es besteht auch die Möglichkeit, eine Einnahmeflasche herzustellen:
Ein 30 ml Arzneifläschchen mit einer Gummitropfpipette aus der Apotheke zu 2/3 mit abgekochtem oder stillem Wasser und mit 1/3 Schnaps (Himbeergeist o. ä. oder mediz. Alkohol innerlich) füllen, 6 Tropfen Rescue dazu geben und verschließen.

Von dieser Mischung werden zu Beginn 2–3x 4 Tropfen alle 10 Minuten auf die Zunge gegeben, später seltener (3–4x/Tag).

Liste der Bach-Blüten und ihre Bezifferung

1	Agrimony	Gemeiner Odermennig
2	Aspen	Espe / Zitterpappel
3	Beech	Rotbuche
4	Centaury	Tausendgüldenkraut
5	Cerato	Bleiwurz
6	Cherry Plum	Kirschpflaume
7	Chestnut Bud	Rosskastanienknospe
8	Chicory	Wegwarte
9	Clematis	Gewöhnliche Waldrebe
10	Crab Apple	Holzapfel
11	Elm	Englische Ulme
12	Gentian	Herbstenzian
13	Gorse	Stechginster
14	Heather	Schottisches Heidekraut
15	Holly	Europäische Stechpalme
16	Honeysuckle	Geißblatt
17	Hornbeam	Hainbuche
18	Impatiens	Springkraut
19	Larch	Europäische Lärche
20	Mimulus	Gefleckte Gauklerblume
21	Mustard	Ackersenf
22	Oak	Eiche
23	Olive	Ölbaum
24	Pine	Schottische Kiefer
25	Red Chestnut	Rote Kastanie

26	Rock Rose	Gelbes Sonnenröschen
27	Rock Water	Fels-Quellwasser
28	Scleranthus	einjähriger Knäuel
29	Star of Bethlehem	Doldiger Milchstern
30	Sweet Chestnut	Esskastanie / Edelkastanie
31	Vervain	Eisenkraut
32	Vine	Weinrebe
33	Walnut	Walnuss
34	Water Violet	Wasserfeder
35	White Chestnut	Weißblühende Rosskastanie
36	Wild Oat	Waldtrespe
37	Wild Rose	Hecken-Rose
38	Willow	Gelbe Weide
39	Rescue Remedy	Notfalltropfen

Diät nach Dr. Konrad Werthmann

Dr. Konrad Werthmann

Facharzt für Kinder- und Jugenheilkunde, Arzt für Allgemeinmedizin, A-5020 Salzburg

Diätanleitung für chronisch Kranke und Allergiker

Verboten:

1. KUHMILCH und ihre PRODUKTE

   Butter, Quark, Molke, Käse, SCHOKOLADE, herkömmliche Margarine, französisches Salatdressing

2. HÜHNEREI und seine PRODUKTE

   Kuchen, Torten, Knödel, Paniertes (Gebackenes), Mayonnaise, Pfannkuchen, Löffelbiskuits, chinesische Frühlingsrolle, Eierteigwaren, Kekse

3. NÜSSEMIX und ZELLULOSEBELASTUNG

   Hasel-, Walnüsse, Nutella, Nuss-Müsliriegel, Mandeln, Kokosnuß, grobkörnige Vollkornbrote, Kerne (Sonnenblumen-, Kürbis-, Pinienkerne), Frischobst, Frischgemüse, Frischsalat, Trockenobst, Rohkostsalate

4. HISTAMINBRINGER

   Dosenfische, Sardinen, Sardellen, Schweinefleisch, Speck, Hasen-Kaninchenfleisch

5. NASENALLERGIKER (Nebenhöhlen, Pollinose, Dauerschnupfen)

   ZWIEBEL in jeder Form, SUPPENWÜRFEL, Knoblauch, Schnittlauch, Lauchgemüse, Senf, Ketchup

   SÄUREBRINGER (wie Zitrusfrüchte, Kiwi, Beerenobst)

Erlaubt:

1. Ersatz für KUHMILCH

   Für Säuglinge: Sojamilch MILUPA SOM (und -Brei) HUMANA SL (und -Brei), GALACTINA MAMMINA

   Ältere Kinder/Erwachsene: Sojamilch und Produkte: Sojadrink, Sojadessert, Sojadream (Schlagsahne), Sojacream (Sauerrahm)

   Ziegenmilch und Produkte (immer ½ Milch – ½ Wasser): Ziegenjoghurt, -Butter, -Käse, -Quark

   Schafmilch und Produkte – immer ½ Milch – ½ Wasser (aus Werthmann – Schaf- und Ziegenmilch:

   Schafjoghurt, -Käse, -Butter, -Quark

   Kuhmilchfreie Margarine:

   ALSAN-S 250g, VITASIEG 500g, DIE GUTE EDEN 500g, SANOMIO 500g, VITAZELL 250g

   Kochschokolade, Wassereis

2. Ersatzbindemittel für das Ei

   Pfeilwurzmehl, Mondamin, Maizena

   Ersatzeier, Puten-, Wachtel-, Gänse-, Enteneier

   Teigwaren: Original italienische Teigwaren, Hartweizengrießnudeln

3. Ersatz für den Nüssemix und die Zellulosebelastung

   GEKOCHTES Obst, GEKOCHTES Gemüse, GEKOCHTE Salate, Gegrillte Bananen

4. Ersatz für Histaminbringer

   Fische blau, gegrillt, Forellen, Saiblinge, (Karpfen oft zu fett), Scholle

   Schaf-, Rind-, Ziegen-, Lammfleisch, Puten, Hühner-, Gänse-, Entenfleisch

   Rinderhartwurst, Fohlenwurst, Schafwurst

   KARTOFFELN, Reis, Polenta

Rezepturen

Gelenköl nach F. Viehauser

Rp.

Oleum Pini. pumil. 30,0

Oleum Rosmarini 10,0

Oleum Spicae 10,0

Oleum Lavendulae Mont.Blanc. 10,0

Oleum Melissae rectific. 20,0

M.d.s.: mehrfach täglich einreiben.

Basentee nach Dr. Rau

Zucchini, Sellerie und Gartenbohnen zu gleichen Teilen 20 Minuten köcheln, vom Sud 5 Tassen über den Tag verteilt trinken.

Entsäuerungsbad

Heißes Bad 30–40°. Der Patient steigt schon während das Wasser einläuft in die Wanne. Nach 10 Minuten wird dem Wasser NaH_2Co_3 zugegeben, solange bis mittels Indikatorpapier pH 8 eingestellt ist. Badezeit: 15 Minuten bis 1 Stunde, je nach Kreislaufbelastung. Nach dem Aussteigen wird der pH-Wert des Badewassers gemessen. An dem niedrigeren pH-Wert ist zu ersehen, wieviel Säure ausgeschieden wurde. Wenn Sie den pH-Wert nicht messen wollen, können Sie auch ca. 50 gr Natron ins Wasser geben. Diese Bäder werden 2x pro Woche gemacht. Bei ganz starker Übersäuerung können diese auch an 3 aufeinander folgenden Tagen angewandt werden.

Ansteigendes Fußbad

Sie nehmen eine Schiele Fußbadewanne oder sonst ein Gefäß und füllen dies bis über die Knöchel. Die Temperatur soll anfangs etwa 35° haben, dann geben Sie heißes Wasser hinzu, bis die Temperatur etwa 39° erreicht hat. Die Badedauer sollte 15 Minuten nicht überschreiten. Füße ganz kurz mit kaltem Wasser abduschen und anschließend mit warmen Socken bekleidet 20 Minuten ruhen.

Ichthyol-Verband

Ein Salbenverband mit Ichthyol pur oder 20 %, wie Sie es in der Apotheke bekommen, wird messerrückendick aufgetragen und mit Watte abgedeckt und mit einer Mullbinde umwickelt. Er bleibt 24 Stunden liegen und muss manchmal nochmals wiederholt werden.

Lebertee nach Prof. Müller

Rezept Lebertee Prof. Müller

Hb. Chelidonii 50,0
Hb. Cardui benedicti 50,0
Rx Taraxaci 50,0
Fl. Stoechados 50,0
Semen cardui mariae .... ad 300,0
1 TL/Tasse der Mischung mit kochendem Wasser übergießen, über Nacht ziehen lassen, oder aber wenigstens 3 Stunden. 3–5 Tassen pro Tag trinken. Man kann den Nierentee im täglichen Wechsel mit dem Lebertee trinken oder aber beide Sorten mischen und täglich trinken.

Nierentee nach Dr. Müller

Rezept Nierentee nach Dr. Müller

Folia Betulae
Hb. Solidaginis
Hb. Hernariae
Fol. Orthosiphonis .... āā ad 200,0
1 TL pro Tasse mit kochendem Wasser übergießen, einige Stunden ziehen lassen. 3–5 Tassen täglich trinken.

Umschläge mit altem Urin

Alter Urin bedeutet: Der Urin muss mindestens 4–6 Tage lang in einem Tongefäß gesammelt werden. Man kann diesen Urin mit Heilerde vermischen.

Anschriften und Bezugsquellen

Holomed

Bakterienpräparate,

Sanum-Präparate

Niederlande

Telefon 0031-541-292975

Fax 0031-541-292965

Sanum-Kehlbeck

GmbH & Co. KG

Sanum-Präparate Deutschland

Postfach

D-27316 Hoya

Telefon 04251-93520

Deutsches Service Büro

Horvi-Enzym-Präparate

Telefon 06835-50040

Fax 06835-500444

Medizinischer Beratungsservice

Telefon 08856-1254

MO – DO 9 – 12 Uhr

DHU – Deutsche Homöopathische Union

Einzelmittelhomöopathie

Pentarkane (Ptk)

Telefon 0721-409301

Fax 0721-4093113

vitOrgan

`https://vitorgan-shop.de/`

Phönix Laboratorium

spagyrisch-homöopathische Liquida

Telefon 07457-956060

Biologische Heilmittel Heel GmbH

Antihomotoxische Therapie (Heel)

Postfach 100349

76484 Baden-Baden

Telefon 07221-501111

Bach-Blüten in allen **Apotheken**

– Mischungen über Heilpraktiker-Rezept

– Stock Bottles über ärztliches Rezept

Madaus

Oligoplex-Präparate (Olplx)

Telefon 0221-89980

Fax 0221-8998701

Praxis Dr. Schöbe

Frischextracte, Beratung

Baden-Baden

Telefon 07221-38017

Fax 07221-38144

Kastner, Rastatt

Ozonöl, Laborbedarf

Telefon 07222-53005

Quellen:

1. Dr. med Götz Blome: Heile dein Kind an Körper und Seele
2. dto. Das praktische Handbuch zur Bachblütentherapie
3. Maria M. Kettenring: Hausapotheke Ätherische Öle, Joy Verlag
4. Dr. Yann Rougier und Marie Borrel: Natürliche Schmerzmittel
5. Norbert Enders: Bewährte Anwendung der homöopathischen Arznei, 2. erweiterte Auflage
6. Bernadette Bächle-Helde / Ursel Bühring: Heilsame Wickel und Auflagen aus Heilpflanzen, Quark und Co.
7. Margarete Dreßler: Die Heilkraft der Beeren
8. Kurt Allgeier (Herausgeber): Die besseren Pillen
9. Dr. Prafull Vijayakar: Die Theorie der Unterdrückung
10. Dr. Friedrich P. Graf: Konzept der Grunderhaltung – oder wie reduzieren Sie das Risiko Krebs?

Werdegang

Dr. med. Gertrud Grimm, Jahrgang 1946, Medizinstudium in Münster/Westfalen und Heidelberg. Staatsexamen und Promotion an der med. Fakultät der Universität Heidelberg. Von 1974 bis 1999 in Kassenarztpraxis, anerkannter Landpraxis, in Biblis tätig, zunächst als Assistentin, seit 1978 selbst niedergelassen, in den ersten Jahren als praktische Ärztin, später als Fachärztin für Allgemeinmedizin.

Während der 25-jährigen Tätigkeit in der Kassenarztpraxis zusätzlich langjährige Ausbildung in naturheilkundlichen Therapien, später ausschließlich in klassischer Homöopathie. Verleihung der Zusatzbezeichnung „Homöopathie" von der Ärztekammer Karlsruhe 1998.

Von 1999 bis heute in eigener homöopathischer Privatpraxis, z. Zt. in Worms, tätig.